Sigi Nesterenko

Hilfe bei CRPS –

Der laienverständliche Ratgeber für

Morbus-Sudeck-Betroffene

Rainer Bloch Verlag

Hilfe bei CRPS –

Der laienverständliche Ratgeber für
Morbus-Sudeck-Betroffene
Sigi Nesterenko
ISBN 978-3-942179-25-6
Rainer Bloch Verlag, D- 69469 Weinheim
Ausgabe 2013

Druck: SOL Service GmbH, Schrobenhausen

SPRACHREGELUNG:

Zur Vereinfachung beim Schreiben und Lesen wird immer die männliche Form verwendet: der Patient, der Arzt usw. Dieser Artikel dient als allgemeiner Gattungsbegriff und schließt weibliche Personen automatisch mit ein.

Inhaltsverzeichnis

Vorwort

Aufgrund von nicht aufhörenden Schmerzen sind Sie kürzlich nichtsahnend zum Arzt gegangen und haben die Praxis mit einer Schockdiagnose CRPS bzw. Morbus Sudeck verlassen?

Oder vielleicht zog sich Ihre Leidensgeschichte schon einige Wochen oder Monate hin, Sie sind von einem Arzt zum nächsten gefahren, aber keiner von ihnen hatte eine Erklärung für die höllischen Schmerzen, obwohl Sie fast ohnmächtig davon wurden? Und niemand wusste etwas mit Ihrer Hand anzufangen, die fürchterlich geschwollen war und brannte wie Feuer?

Bei so einem Leidensweg verwundert es nicht, wenn im ersten Moment die Diagnose sogar wie eine Art Erlösung daherkommt, weil endlich ein Arzt weiß, warum diese Symptome überhaupt da sind. Denn zwischendurch zweifelte man auch schon selbst an sich und den vielen merkwürdigen Veränderungen an seinem bisher immer gesunden Körper. Da glaubte man mitunter sogar selbst die Verdachtsdiagnose, dass alles nur psychosomatisch sei. „Da ist nichts", sagte schließlich ein Arzt nach dem anderen. Und mit jedem weiteren „Da ist nichts" sah man sich noch ein Stück weiter in die psychosomatische Ecke gedrängt.

Es war ja auch allzu komisch. Die höllischen Schmerzen waren mit nichts zu erklären. Alles hatte so harmlos angefangen. Eine einfache Verstauchung der rechten Hand. Mehr war da nicht, vorher nicht und nachher nicht. Da gab es eigentlich gar keinen Grund, dass hieraus so unerträgliche Schmerzen draus entstanden sein sollten. Das sahen die Ärzte so und man selbst ja im Grunde auch. Aber die Schwellung, diese irren Schmerzen, die Verfärbung der Haut – das war doch alles keine Einbildung.

Doch nun weiß man endlich, was los ist. Dass da wirklich was ist. Und dass man nicht in die Psychoschublade gehört. Im ersten Moment der Diagnose fühlt sich alles an wie eine Erlösung und nicht wie eine schwere Erkrankung. Denn plötzlich macht alles Sinn. Es war eben doch keine Einbildung, sondern alles passt jetzt zusammen, ergibt ein ganzes Bild. Ja, da schwingt jetzt sogar ein bisschen Freude mit, erlöst zu sein von dieser psychosomatischen Verdachtsdiagnose. Die empfand man als zusätzliche Belastung, als wären die schlimmen Schmerzen schon nicht genug gewesen.

Doch die Ernüchterung nach der CRPS-Diagnose folgt meist stehenden Fußes. Und zwar spätestens dann, wenn man sich eingehender über die Erkrankung informiert. Man liest sich durch den Internetdschungel, versucht vergeblich, ein verständliches Buch zu diesem Thema zu kaufen, landet schließlich in dem einen oder anderen Internet-Forum, wo man schnell feststellt, dass es da draußen nur so vor lauter Morbus Sudeck-Patienten zu wimmeln scheint.

Man ist nicht alleine. Das ist Trost und Erleichterung gleichermaßen. Aber Sie fragen sich trotzdem, warum gerade bei Ihnen eine scheinbar harmlose Verletzung zu so einer dramatischen Verschlechterung Ihres Gesundheitszustandes und zu dieser seltsamen Erkrankung führen konnte?

Ihr Arzt hat Ihnen gesagt, Sie müssten möglicherweise eine lange Zeit, oder vielleicht sogar lebenslang, Medikamente schlucken, um die Krankheit unter Kontrolle zu bekommen? Und die Aussicht, von der er sprach, dass man mit diversen unerwünschten Nebenwirkungen der Medikamente rechnen müsse, trägt auch nicht gerade zu Ihrer Beruhigung bei? Von einer möglichen Heilung hat er erst gar nicht gesprochen, weil er davon ausgeht, dass diese bei den meisten betroffenen Patienten gar nicht möglich ist?

Die Angst wird zunehmend größer, dass man zu denjenigen gehören wird, bei denen diese Krankheit das weitere Leben unerträglich machen wird. Diese Wahnsinnsschmerzen – welcher Mensch kann diese denn ein ganzes Leben lang aushalten? Und je mehr man liest, je mehr Informationen man sich aneignet, umso mehr kriecht die Angst in einem auf, was diese unberechenbare Krankheit in Zukunft noch so alles mit einem anstellen wird. Dass diese Schmerzen womöglich nie mehr weggehen werden, ist dabei die allergrößte Angst.

Auch wenn man viele Dinge, die man über CRPS nun erfährt, kaum glauben kann und möchte, so scheint doch zumindest eines festzustehen: Das Leben wird durch diese unberechenbare Krankheit kräftig auf den Kopf gestellt.

Ja, so eine schwerwiegende Diagnose kann einem regelrecht den Boden unter den Füßen wegreißen. Alles, was gestern noch Gültigkeit hatte, im Einklang erschien, wie sich das Leben in geregelten Bahnen befand und man rundum glücklich war, scheint jetzt wie Schnee von gestern zu sein. Diese Diagnose, dieser unaussprechliche, dieser unerklärbare Morbus Sudeck, der verändert alles.

Der Schock sitzt tief, am liebsten würde man in so einer Situation den Kopf in den Sand stecken. Einfach nichts tun, abwarten, sich nicht bewegen, beobachten, was passiert und hoffen, dass sich dieses Gewitter von ganz alleine wieder verziehen wird.

Doch spätestens nach jedem morgendlichen Aufwachen wird man wieder daran erinnert. Wird man mit aller Gewalt wieder in die Realität katapultiert. Denn überall scheinen sie zu lauern, die vielen „Mahnmale" in Form von Tabletten, Cremes, Hilfsmitteln und anderen Dinge, die man wie eine Bedrohung empfindet und die ganze Wohnung bevölkern.

Es ist wie in einem schlechten Film, denn das Leben bestimmt man nicht mehr selbst. Man wird bestimmt, jeden Tag aufs Neue. Durch haufenweise Tabletten, Therapien und Arzttermine. Die Sorgen um den Arbeitsplatz, die zukünftige finanzielle Situation, die drohende körperliche Beeinträchtigung, die sich vielleicht nie wieder zurückbilden wird – all dies stülpt sich wie ein tiefer belastender Nebel über.

Als wäre das alles nicht schon belastend genug, muss man all diese Sorgen und Nöte mit sich allein ausmachen. Bis auf die neuen Bekannten aus dem Internet und den Selbsthilfegruppen, die auch vom CRPS betroffen sind, ist da niemand, der einen wirklich versteht und nachvollziehen kann, in welch aussichtsloser Situation man sich gefangen fühlt. Denn leider zeigt sich in der Praxis allzu oft, dass selbst viele Ärzte mit dieser Krankheit völlig überfordert sind.

Es bleibt den meisten Betroffenen nicht viel anderes übrig, als sich selbst am Schopfe zu packen. Augen auf und sich mit der CRPS-Erkrankung intensiv auseinandersetzen, das erscheint wohl die sinnvollste Maßnahme zu sein. Jetzt gilt es, nach vorn zu blicken, sich Informationen zu beschaffen, sich eine eigene Meinung zu bilden und gegebenenfalls auch mal unkonventionelle Wege zu beschreiten. Denn es gibt durchaus seriöse Möglichkeiten, die es wert sind, sie einzusetzen, um wieder mehr Gesundheit zu erlangen, auch wenn dies die konventionelle Medizin anders sehen mag.

Ich weiß aus eigener Erfahrung zu genüge, dass man sich nicht immer mit so aussichtslos erscheinenden und niederschmetternden Perspektiven zufrieden geben sollte. Auch wenn sich gemäß der Schulmedizin keine Perspektive erschließt.

Nein, es ist natürlich nicht damit getan, seine Eigenverantwortung in Form einer Versichertenkarte in der Arztpraxis abzugeben und sich damit der Situation tatenlos auszuliefern. Hätte ich dies seinerzeit getan – mich gäbe es schon lange nicht mehr. Ich bin viele unkonventionelle Wege gegangen, in einer schier aussichtslos erscheinenden gesundheitlichen Lage. Nicht jeder Therapieversuch war von Erfolg gekrönt, aber am Ende, da war das Ergebnis überwältigend.

Auch Sie haben es verdient, ein weitestgehend beschwerdefreies Leben zu führen. Auch für Sie gibt es diverse seriöse Möglichkeiten, Ihren Heilungsprozess erfolgreich zu unterstützen. Es ist Fakt, dass heutzutage ein informierter und aufgeklärter Patient die besseren Karten hat.

Informieren Sie sich, welche Methoden es zur CRPS-Behandlung gibt, die auch rechts und links des normalen Weges auf Sie warten. Setzen Sie sich aktiv mit Ihrer CRPS-Erkrankung auseinander. Geben Sie sich nicht damit zufrieden, dass CRPS, trotz einiger Ausnahmen, ab dem Stadium 3 unheilbar sein soll. Die Medizin entwickelt sich stetig weiter. Möglichkeiten, die wir heute haben, waren vor wenigen Jahren noch undenkbar. Und viele Ärzte, die sich bis vor kurzem noch gänzlich den ganzheitlichen Therapien verschlossen haben, erkennen immer mehr, dass diese ihre Daseinsberechtigung in der Medizinlandschaft haben. Insbesondere, wenn es um chronische Erkrankungen geht, bieten sie oftmals erstaunliche Möglichkeiten.

Eines der größten Probleme beim CRPS besteht darin, dass die Erkrankung leider allzu oft zu spät erkannt wird und dadurch auch oft viel zu spät eine adäquate Therapie eingeleitet wird. Dabei ist gerade eine frühzeitige Behandlung von großer Bedeutung, weil hierdurch die größten Chancen auf eine vollständige Heilung bestehen. Somit ist es überaus wichtig, dass sie so früh wie möglich viele Informationen zu Therapien, Medikationen und alternativen Behandlungsmöglichkeiten aus der Naturheilkunde erhalten.

Damit Sie sich einen seriösen Überblick über die vielen Therapiemöglichkeiten beim CRPS verschaffen können, haben wir zusammen mit zahlreichen Experten einen umfangreichen und wertvollen Ratgeber geschaffen, der nur ein Ziel hat: Ihnen endlich wieder spürbar mehr Lebensqualität zurückzugeben.

„Hilfe bei CRPS – Der laienverständliche Ratgeber für Morbus-Sudeck-Betroffene".

CRPS, Morbus Sudeck, Sudeck-Syndrom – was ist das?

Die Erkrankung Morbus Sudeck ist keine „neue Erfindung" unserer heutigen Zeit, sondern wurde bereits im 19. Jahrhundert beschrieben, als Soldaten infolge von Schusswunden schmerzhafte posttraumatische Dystrophien der Gliedmaßen aufwiesen. In der neueren Zeit war es der deutsche Chirurg Paul Sudeck (1866–1945), der vor über 100 Jahren Morbus Sudeck detailliert beschrieb und nach dem die Erkrankung seinerzeit benannt wurde. Das Wort „Morbus" kommt aus dem Lateinischen und heißt übersetzt „Krankheit". In der Medizin finden sich viele Krankheiten, die aus dem Namen „Morbus" in Verbindung mit dem Namen des Entdeckers des jeweiligen Krankheitsbildes gebildet werden, wie beispielsweise Morbus Parkinson und Morbus Crohn.

Beim Morbus Sudeck gab es in der Vergangenheit eine extrem große Anzahl verschiedener Bezeichnungen, die letztendlich aber immer ein und dasselbe Krankheitsbild meinten wie etwa Sudeck-Syndrom, Sudeck-Osteodystrophie, Sudecksche Krankheit, entgleiste Heilentzündung, Posttraumatische Dystrophie, Neurodystrophie, Kausalgie, Sympathische Reflexdystrophie und Algodystrophie.

Obwohl 1993 von der „International Association for the Study of Pain" (IASP) als einheitlicher Name „Complex Regional Pain Syndrome Type I" (CRPSI) eingeführt wurde, werden auch heute noch immer verschiedene Namen verwendet. Am gebräuchlichsten sind die Bezeichnungen CRPS und Morbus Sudeck, sodass auch diese beiden Begrifflichkeiten in diesem Buch Gebrauch finden.

So wie die einstige verwirrende Namensgebung dieses komplexen Krankheitsbildes quasi Programm ist, und es lange Zeit in diesem Bereich keine Vereinheitlichung gab, so tritt auch die Erkrankung selbst in Erscheinung: uneinheitlich, kompliziert und nicht auf die Schnelle erklärbar.

So verwirrend noch bis vor wenigen Jahren die zahlreichen unterschiedlichen Krankheitsbezeichnungen daherkamen, so irritierend wirkt auf Therapeuten und betroffene Patienten auch heute noch diese kaum greifbare Krankheit.

CRPS-Patienten sind für unerfahrene Therapeuten heutzutage noch immer allzu oft ein unerklärliches Rätsel. Und auch in der Wissenschaft zählt dieses Krankheitsbild vielfach noch immer zu den Krankheitsformen mit den vielen Fragezeichen. Nicht ohne Grund wird CRPS auch als ein „rätselhaftes Schmerzsyndrom" bezeichnet.

Tatsächlich sind viele Aspekte vom CRPS bis heute nicht vollständig geklärt. Und wenn schon in der Fachwelt so viel Unsicherheit, Unwissenheit und Unbehagen besteht, wenn es um diese Erkrankung geht, dann lässt sich in etwa erahnen, was dieses oft als Wirrwarr und nicht greifbar wirkende Krankheitsbild für die betroffenen Patienten bedeutet.

Trotz der im ersten Moment ganz offensichtlich noch immer großen Defizite über das Verständnis der Erkrankung gibt es dennoch inzwischen einige Aspekte dieses Krankheitsbildes, die bekannt sind. Immerhin weiß man, dass CRPS eine Erkrankung ist, die hauptsächlich zwischen dem 40. und 60. Lebensjahr auftritt und mit einem Anteil von ca. 75% deutlich mehr Frauen als Männer betrifft. Und man weiß auch, dass die Krankheit gar nicht so selten auftritt, wie es zunächst den Anschein erweckt. Allein in Deutschland kommen jährlich zwischen 10.000 und 15.000 Neuerkrankungen hinzu, wobei die Dunkelziffer als enorm hoch eingeschätzt wird.

Dass Morbus Sudeck alles andere als eine seltene Krankheit ist, zeigen auch Zahlen aus den USA, nach denen ca. 1,2 Millionen Amerikaner von ihr betroffen sind. Trotz dieser nicht zu verkennenden Zahlen ist Morbus Sudeck auch heute noch für die meisten Ärzte eine Krankheit mit vielen Rätseln und Fragezeichen.

Eines jedoch weiß man ganz sicher und zwar, dass die Krankheit durch ein entscheidendes Merkmal ganz besonders stark charakterisiert wird: Schmerzen, Schmerzen, Schmerzen. Demzufolge ist die heute geläufige Krankheitsbezeichnung CRPS – also übersetzt komplexes regionales Schmerzsyndrom – sicherlich eine sehr treffende Bezeichnung. Doch wie stark die Schmerzen tatsächlich sind, wie intensiv und unerträglich diese sich bei vielen betroffenen Patienten wirklich äußern, das lässt auch dieser Name nicht vermuten. Zweifelsohne gehört Morbus Sudeck zu der Gruppe der besonders schmerzhaften Krankheitsbilder, die wir Menschen überhaupt kennen.

Grundsätzlich kann jeder Körperbereich betroffen sein. Am häufigsten erkranken jedoch die Extremitäten wie Hände, Arme, Ellenbogen, Schultern, Füße, Knie, Beine und die Hüfte. Beobachtet werden oftmals Kombinationen wie die Erkrankung des Fußes und Unterschenkels sowie der Hand und des Unterarms. Auffallend ist, dass immer wenigstens ein Gelenk involviert ist, und die oberen Extremitäten deutlich häufiger erkranken als die unteren.

CRPS ist ein sehr komplexes chronisches Krankheitsbild und wird den neurologisch-orthopädisch-traumatologischen Krankheiten zugeordnet. Die auftretenden Schmerzen gehen zumeist mit Schwellungen, Hautveränderungen sowie Gelenkversteifung aufgrund von Sehnen- und Muskelschrumpfung einher.

Die Krankheitsverläufe sind sehr unterschiedlich und reichen von sehr mild über moderat bis hin zu sehr schwerwiegend. Grundsätzlich werden die Verläufe in 3 Stadien unterteilt, die sich jedoch meistens nicht klar voneinander abgrenzen lassen. Besonders gefürchtet wird das Endstadium, in dem es aufgrund der Zurückbildung von Muskeln, Knochen, Sehnen etc. nicht nur zu starken Bewegungsstörungen kommt, sondern auch zu einem vollständigen Funktionsverlust der betroffenen Gliedmaße.

Die Ursache der Erkrankung gilt zumeist als unbekannt, wenngleich in den meisten Fällen ein Ereignis wie eine Operation, ein Unfall oder eine Verletzung des jeweiligen Körperteils vorausgeht.

Bei einer sehr frühzeitigen Diagnose und Therapie, die auf mehreren Säulen basiert und Medikamente, Physio- und Ergotherapie umfasst, sind die Heilungsaussichten am besten. Die Behandlung dauert bei den meisten Patienten monatelang, bei einem chronifizierten Krankheitsverlauf leider auch jahre- oder lebenslang. Letzteres ist insbesondere dann der Fall, wenn schwere Dauerschäden vorhanden sind, die sich durch Versteifungen der betroffenen Gelenke, Schrumpfungen der Muskeln, Haut und Sehnen sowie nicht in den Griff zu bekommende Schmerzen zeigen.

CRPS der Hände und Unterarme

CRPS betrifft auffallend häufig die Hände. Ursachen hierfür sind oftmals Verletzungen des Handgelenks, sei es durch Verstauchungen oder Knochen-brüche. Aber auch eine Sehnenscheidenentzündung oder ein Karpaltunnel-syndrom können ursächlich verantwortlich sein für die Entstehung eines CRPS an den Händen und Unterarmen.

Je nach Ausprägung und Stadium der Erkrankung weist die Hand Versteifungen und eine extreme Empfindlichkeit auf. Auf Röntgenbildern zeigt sich eine beginnende oder bereits fortgeschrittene Osteoporose.

Wenn das Handgelenk versteift ist, kann ein Zittern wie bei einem Parkinson-patienten oder Unterzuckerung auftreten. Wer denkt da schon an so eine unbekannte Erkrankung wie Morbus Sudeck? Die Hand weist je nach Ausprägung der Erkrankung zunehmend sichtbare Veränderungen auf, die auch für die Mitmenschen wahrnehmbar sind. Verfärbungen, Schwellungen und im fortgeschrittenen Stadium auch Versteifungen machen es im Laufe der Zeit zunehmend schwieriger, die Krankheit zu überdecken.

Am schlimmsten jedoch wird die zunehmende Funktionseinbuße empfunden. Insbesondere ist dies der Fall, wenn diese mit Lähmungserscheinungen einhergeht. Diese Einschränkung bedeutet für die Betroffenen eine große Belastung, denn sie führt zu starken Beeinträchtigungen des gesamten Alltags. Aktivitäten, die für gesunde Menschen ganz selbstverständlich sind, über die man sich gar keine Gedanken macht, werden durch die CRPS-Hand massiv beeinträchtigt.

Entweder sind viele Handgriffe aufgrund der starken Funktionseinschränkung gar nicht oder nur unter extremen Schmerzen möglich. Es fängt im Prinzip beim Zähneputzen an, geht über das Anziehen, Frühstückmachen, Schreiben am Computer, Händeschütteln bis hin zum abendlichen Ausziehen.

Die Beeinträchtigungen betreffen nicht nur das Privatleben, sondern auch den Berufsalltag. Man geht davon aus, dass CRPS der Hand in bis zu 60 % der Fälle eine Behinderung nach sich zieht.

Neben den in diesem Buch ausführlich beschriebenen Behandlungsmöglichkeiten des Morbus Sudeck gibt es eine spezielle Methode, die bei einem stark ausgeprägten Krankheitsbild in Frage kommen kann. Hierbei geht es um eine Blockade der Nerven, die mit einer Injektion an einem Nervenknotenpunkt oder am Armnervengeflecht durchgeführt wird. Diese Therapie verfolgt das Behandlungsziel, den Schmerz möglichst vollständig auszuschalten.

CRPS am Fuß und Bein

Wenn die unteren Extremitäten vom CRPS betroffen sind, zeigt sich dies hauptsächlich im Bereich der Füße und Beine. Weitaus weniger erkranken hingegen die Knie und die Hüfte.

Die Ursachen für Morbus Sudeck des Fußes sind sehr vielfältig, typisch jedoch sind ein gebrochener Fußknöchel, eine Sportverletzung, Fußoperation, Verstauchung oder ein Verkehrsunfall.

Die CRPS-bedingten Beeinträchtigungen am Fuß bringen meistens mit sich, dass sich mannigfaltige Probleme aufzeigen, sei es durch die dauerhaften Schmerzen, das beeinträchtigte Laufen oder die Versteifung des Gelenks, was dazu führt, dass der Fuß nicht mehr richtig abgerollt werden kann. Darüber hinaus sind aufgrund der Schwellung des Fußes kaum noch passende Schuhe erhältlich.

Die extremste Beeinträchtigung beim Gehen wird jedoch durch Lähmungserscheinungen hervorgerufen, die bei einigen Patienten auftreten und zu starken Veränderungen des Bewegungsmusters des Gangs führen. Optisch in Erscheinung tretende Ausweichbewegungen und Bewegungsabläufe, wie man sie von Parkinson- und Schlaganfallpatienten kennt, sind häufig die Folge.

Alles in allem bringen diese CRPS-bedingten Erschwernisse mit sich, dass es zu einer extremen Einschränkung des Alltags kommt.

Grundsätzlich wird die Erkrankung genauso therapiert wie die Symptome bei anderen CRPS-betroffenen Körperteilen auch. Als weitere mögliche Therapieoption des CRPS der unteren Extremitäten gilt die Durchführung einer Nervenblockade, die mit einer Injektion oder einem Katheter erfolgt und zu einer Betäubung führt. In Frage kommen hier der Ischiasnerv, auch bekannt als Nervux ischiadicus, der Oberschenkelnerv sowie das Beinnervengeflecht. Je nachdem, welcher Bereich des Beines betroffen ist, wird der jeweilige Nerv für die Blockade festgelegt. In Einzelfällen erfolgt eine Betäubung im Bereich des Rückenmarks.

Diese Behandlungsmethode bringt mit sich, dass eine effektive Schmerzlinderung erreicht werden kann, sowie eine Gefäßerweiterung, die zu einer verbesserten Durchblutung führt.

Ursachen

Der genaue Mechanismus, wie Morbus Sudeck entsteht, ist nach wie vor noch nicht vollständig aufgeschlüsselt und gehört zu den Aspekten, die bei dieser Erkrankung noch immer als unbefriedigend anzusehen sind. Vieles, was man bisher über die Ursachen weiß, basiert mehr auf Vermutungen und Beobachtungen, als auf wissenschaftlichen Erkenntnissen.

Bislang gehen die Vermutungen davon aus, dass eine gestörte Schmerzweiterleitung im zentralen Nervensystem vorliegt und aufgrund dieser Fehlregulation ungewöhnliche Erregungen des Sympathikus ausgelöst werden. Das Nervensystem ist für eine optimale Steuerung essentieller körperlicher Funktionen zuständig. Kommt es hier aufgrund von Verletzungen, operativen Eingriffen oder anderen Einflüssen zu Beeinträchtigungen, kann dies zu Problemen bei der Schmerzverarbeitung führen.

Da beim CRPS auch Nerven betroffen sind, die die Blutgefäße, Temperatur und Schweißdrüsen steuern, entsteht ein komplexes Krankheitsbild mit vielfältigen Beschwerden, die die Nerven, Haut, Knochen, Muskeln und Blutgefäße einbeziehen.

Auffallend oft bricht die Krankheit nach einer längeren Ruhigstellung und bestimmten Ereignissen wie insbesondere Verletzungen und Operationen aus. Zumeist handelt es sich um eine leichte Verletzung und einen geringfügigen operativen Eingriff. Die Schwere einer derartigen Verletzung oder Operation ist dabei nicht ausschlaggebend für die Krankheitsentstehung.

Hauptsächlich stehen folgende Krankheitsauslöser im Verdacht:

- Unfall
- Operation
- Verstauchung
- Prellung
- Sehnenscheidenentzündung
- Gelenkverrenkung
- Quetschung
- Knochenbruch
- Erkrankung der Nerven (Neuropathie)
- Schlaganfall
- Nervenreizung durch Einengung wie z. B. beim Karpaltunnelsyndrom
- Gürtelrose
- Gefäßverschluss (Thrombose)
- Weichteilverletzungen
- Erkrankung des Herzen (Herzinfarkt, Herzkrankgefäßerkrankung)
- Erkrankung der Schilddrüse (Überfunktion)
- bestimmte Medikamente, die z. B. bei Tuberkulose und als Schlafmittel (Barbiturate) eingesetzt werden

In 25 bis 30% der Fälle wird CRPS diagnostiziert, ohne dass ein vorausgegangenes Ereignis für die Entstehung der Erkrankung ausgemacht werden kann, sodass bei diesen Patienten die Ursache unbekannt bleibt.

Psychische Ursache?

Lange Zeit wurde vermutet, dass die Entstehung von Morbus Sudeck durch bestimmte psychische Konstellationen begünstigt würde. Diese Annahme gilt heutzutage weitgehend als überholt, wenngleich es immer noch einige Therapeuten gibt, die diese Meinung vertreten.

Mehrheitlich jedoch werden heutzutage psychische Auffälligkeiten wie Depressionen und Angstzustände als eine Folge und nicht als Ursache vom CRPS gesehen, was auch nachvollziehbar ist, wenn man die Auswirkungen dieser Erkrankung betrachtet.

Insbesondere die chronischen Schmerzen können zu einer starken psychischen Belastung führen, aber auch die körperlichen Beeinträchtigungen machen vielen Betroffenen zu schaffen. Hinzukommt die Angst, wie sich die Erkrankung langfristig auswirken wird, ob die Symptome noch zunehmen, ob die Schmerzen unter Kontrolle gehalten werden können und schließlich auch die Sorgen um die berufliche und finanzielle Situation, die bei einem schwerwiegenden Krankheitsverlauf ins Wanken gerät.

Um zu verhindern, dass die psychische Belastung zu stark wird und eine Verschlimmerung der Erkrankung auslöst, sollte rechtzeitig therapeutische Unterstützung herangezogen werden.

Diagnose

Bei zahlreichen Krankheitsbildern stellt die richtige Diagnosestellung eine sehr große Herausforderung dar. Für CRPS gilt dies in ganz besonderem Maße, denn die Praxis zeigt, dass bei vielen betroffenen Patienten viel wertvolle Zeit vergeht, bis endlich die Diagnose gestellt wird.

Ursprünglich kommt die Bezeichnung „Diagnose" aus dem Griechischen und heißt so viel wie erkennen, erforschen, entscheiden. Und bei einer körperlichen Diagnose ist genau dies erforderlich. Beim CRPS gestaltet sich die Erkennung des Krankheitsbildes allerdings besonders diffizil, nicht zuletzt, weil das klinische Bild dieser Erkrankung sehr variabel ist und kein „Schema F" existiert. Jeder Patient reagiert anders, sodass es nur sehr wenige typische Symptome gibt und kein feststehendes und allgemeingültiges Symptombild. Man spricht hier auch von einem heterogenen Krankheitsbild.

Erschwerend kommt hinzu, dass die meisten Ärzte (insbesondere Hausärzte) mit CRPS nicht vertraut sind, weil nur sehr wenige ihrer Patienten von dieser Krankheit betroffen sind. So ist es auch durchaus möglich, dass der konsultierte Arzt selbst noch nie etwas von CRPS gehört hat, sodass die Diagnose durch eine mangelnde Arzterfahrung sehr erschwert wird.

Da eine frühzeitige Diagnose und Therapie des Morbus Sudeck jedoch von extremer Bedeutung ist und die Aussichten auf eine vollständige Heilung deutlich verbessert, sollte man sich sehr zügig an einen anderen Arzt überweisen lassen.

Hier sind insbesondere Fachärzte zu empfehlen, die aufgrund ihrer Schwerpunktpraxis überwiegend Schmerzpatienten behandeln und wesentlich vertrauter mit dem vielschichtigen Krankheitsbild des CRPS sein sollten. Doch leider vergeht allzu oft eine unnötig lange Zeit, bis die betroffenen Patienten nach einer zeitraubenden Odyssee durch zahlreiche Arztpraxen bei einem dieser auf Schmerzen spezialisierten Therapeuten ankommen.

Die Diagnose des Morbus Sudeck erfolgt grundsätzlich in mehreren Schritten, die aufeinander abgestimmt sind, einen sogenannten Goldstandard gibt es allerdings nicht, sodass die Diagnostik immer von Einzelfall zu Einzelfall festgelegt wird. Die Basis bilden die Anamnese und körperliche Untersuchung, die durch mehrere apparatebasierende Diagnosemethoden ergänzt werden. Einen Labortest, der mithilfe von beispielsweise Blut oder Urin die Erkrankung diagnostizieren könnte, existiert bisher nicht. Labortests werden lediglich herangezogen, um andere Krankheiten ausschließen zu können.

Ziel der umfangreichen Diagnostik ist es, den Verdacht auf CRPS zu bestätigen, andererseits aber auch, mögliche andere Krankheiten auszuschließen (siehe auch das Kapitel Differentialdiagnostik).

Anamnese

Bei der Anamnese wird die gesamte Krankengeschichte des Patienten erstellt und analysiert. Ziel dieser Erhebung ist es, anhand von gezielten Fragen die möglichen Ursachen für die auftretenden Symptome einzugrenzen und hierdurch erste wichtige Anhaltspunkte für eine mögliche Diagnose zu bekommen.

Hierfür ist es von großer Bedeutung, dass der Arzt über sämtliche zurückliegende Vorerkrankungen, Verletzungen, Operationen und Unfälle informiert wird. Auch regelmäßige Medikamenteneinnahmen und Veränderungen der Lebensumstände in der jüngsten Vergangenheit sind hier relevant. Besonders wichtig ist dem Arzt, durch die Anamnese aufzudecken, ob in der Vergangenheit irgendwelche Vorkommnisse waren, die den jetzt erkrankten Körperteil beeinträchtigt haben könnten. Gab es z. B. einen Handgelenkbruch, eine Verstauchung des Fußes, einen Unfall oder eine Operation? Auch vermeintliche Kleinigkeiten wie ein blauer Fleck oder eine Verstauchung können von Bedeutung sein. Lässt sich eines dieser Ereignisse zeitlich festmachen an das in Erscheinung treten der Schmerzen?

Auf der Basis der Anamnese entscheidet der Arzt, welche weiteren Diagnose-möglichkeiten herangezogen werden.

Außerdem wird der Arzt fragen, wie sich die jetzigen Beschwerden genau äußern. Wie fühlen sich die Schmerzen im Detail an? Strahlen sie z. B. von der Hand in den Arm aus? Und wie verändert sich der Schmerz? Ist es eher ein Ruheschmerz oder kommt es zu einer Verstärkung durch Bewegung? Ist Kälte oder Wärme schmerzlindernd? Je detaillierter die exakte Beschreibung des Schmerzes erfolgt, umso besser kann der Arzt Rückschlüsse auf die eventuelle Ursache ziehen oder diese zumindest eingrenzen.

Ergänzend zu den Schmerzen, ist es für den Arzt auch wichtig zu erfahren, ob noch weitere Auffälligkeiten bestehen wie z. B. Kribbeln, Missempfinden oder Taubheitsgefühle. Darüber hinaus liefern auch Beschreibungen des Alltags wichtige Hinweise. Hier interessiert den Arzt insbesondere, ob es kürzlich zu einer besonderen körperlichen Belastung gekommen ist, sei es durch viel Garten-, Haushalts-, Renovierungs- oder Computerarbeit. Auch sportliche Aktivitäten sind von Bedeutung, bei denen der erkrankte Körperteil gegebenenfalls besonders strapaziert oder verletzt wurde.

Wenn in der Familie bestimmte Erkrankungen gehäuft aufgetreten sind, sollte dies auch dem behandelnden Arzt mitgeteilt werden. Hier liegt das Augenmerk insbesondere darauf, ob es Familienangehörige gibt, die z. B. Nervener-krankungen erlitten haben.

Körperliche Untersuchung

Der Anamnese schließt sich in der Regel eine körperliche Untersuchung an. Hierbei überprüft der Arzt den betroffenen Körperteil hinsichtlich der Schmerz-wahrnehmung, Hautveränderungen, Funktionseinschränkung und Beweglich-keit. Auch geschwollene Gliedmaße und eine mögliche Muskelschwäche sind wichtige Hinweise für den Arzt.

Bei der Haut sind es insbesondere farbliche Veränderungen, die sich durch lila, bläuliche oder rote Flecken zeigen. Auch ein speckiges, glänzendes Aussehen der Haut kann für den Arzt ein wichtiger Hinweis sein.

Hinsichtlich der Fingernägel wird den Arzt interessieren, ob diese ein verändertes Wachstum aufweisen, sei es, dass sie übermäßig wachsen oder fast gar nicht mehr.

Je weiter die Erkrankung fortschreitet, umso mehr wird die Funktionalität der Gliedmaße eingeschränkt sein. Somit ist es für den Arzt wichtig zu erfahren, ob geschwollene, steife Gelenke vorhanden sind.

Bildgebende Diagnosemethoden

Eine Diagnose des CRPS beinhaltet in der Regel verschiedene bildgebende Verfahren. Dies ist einerseits notwendig, um eine zuverlässige Diagnose zu erhalten, andererseits aber auch, um eventuelle andere Erkrankungen abgrenzen zu können (Differentialdiagnostik). Hierzu gehören insbesondere das Röntgen und die Magnetresonanztomographie.

Röntgen

Mithilfe von Röntgenaufnahmen kann man nicht nur andere mögliche Schmerzursachen ausschließen, sondern es lassen sich bei vielen Patienten auch Veränderungen der Knochen feststellen. Hierbei handelt es sich in erster Linie um Entkalkungen der Knochen, die als typisch für Morbus Sudeck gelten. Sie erscheinen auf dem Röntgenbild als fleckig und diffus.

Die Einschätzung der Aufnahmen erfolgt grundsätzlich immer unter Einbeziehung der Röntgenaufnahmen der gesunden Körperseite. Diese Vorgehensweise wird auch als „Röntgenuntersuchung im Seitenvergleich" bezeichnet.

Da diese Knochenveränderung nicht bei allen CRPS-Patienten auftritt, reicht eine Röntgenuntersuchung nicht als alleinige Diagnosemethode aus. Außerdem eignet sich Röntgen nicht dazu, Morbus Sudeck im Anfangsstadium festzustellen, weil sich die ersten Veränderungen der Knochen meistens erst nach einigen Wochen zeigen.

Skelett-Szintigraphie

Bei dieser Untersuchungsmethode handelt es sich um ein nuklearmedizinisches, dreiphasiges Verfahren, welches CRPS sehr frühzeitig diagnostizieren kann. Erkennbar ist die Erkrankung daran, wenn ein vermehrter Knochenumbau mit einer sogenannten Hyperämie und Hyperperfusion festgestellt wird.

Thermographie

Anhand der Thermographie, die mithilfe einer Infrarotkamera bzw. speziellen Hautthermometern erfolgt, ist es möglich, Wärmeabgaben der Körperoberfläche des Arms oder Beins zu messen. Beim CRPS gilt eine veränderte Wärmeabgabe als ein typisches Zeichen, wenn der Unterschied zum gesunden Körperteil zwischen 1,5 °C und 2 °C liegt.

Schweißsekretionsmessung

Die Schweißsekretionsmessung wird auch als Sudometrie bezeichnet. Sie ermittelt Feuchtigkeitsunterschiede des betroffenen und des gesunden Körperteils.

Magnetresonanztomographie (MRT)

Die Magnetresonanztomographie wird auch als Kernspintomographie und Kernspin bezeichnet.

Anhand des Kernspins lassen sich Gelenkergüsse, Muskeln, Instabilitäten, Bänder, Wassereinlagerungen in den Knochen und Weichteilödeme sichtbar machen. Außerdem können krankhafte Veränderungen deutlich besser von gesunden Strukturen zu unterschieden werden.

Da diese Untersuchungsergebnisse aber auch auf andere Krankheitsbilder hinweisen können, wird das Kernspin hauptsächlich eingesetzt, um die hierbei festgestellten Auffälligkeiten im Zusammenhang mit anderen auftretenden Symptomen bewerten zu können. Auch zur Differentialdiagnose wird das Kernspin herangezogen, nicht jedoch zur alleinigen Feststellung des CRPS.

Im Vergleich zu einigen anderen Untersuchungsmethoden kommen beim Kernspin keine Röntgenstrahlen zum Einsatz.

Das IASP (International Association for the Study of Pain) hat die folgenden Diagnosekriterien erstellt:

- ein vorausgegangenes Ereignis wie z. B. ein Unfall, eine Operation oder Verletzung

- ein unverhältnismäßig stark auftretender Schmerz, der nicht im Verhältnis mit dem auslösenden Ereignis steht

- eine abnorme Schweißproduktion des erkrankten Körperteils, gestörte Durchblutung der Haut, Ödeme

- Ausschlussdiagnostik anderer möglicher Erkrankungen

Differentialdiagnose

Beim CRPS treten Symptome auf, die auch im Zusammenhang mit anderen Erkrankungen entstehen können. Insbesondere betrifft dies die starken Schmerzen, die etwa durch Verletzungen, Verstauchungen, bakterielle Infektionen oder Erkrankungen wie z. B. Fibromyalgie und Rheuma ausgelöst werden. Auch die Schwellung der Gliedmaße kann durch andere Erkrankungen als CRPS hervorgerufen werden.

Somit ist es bei der Diagnose wichtig, mögliche andere Krankheitsbilder auszuschließen. Insbesondere diejenigen, die mit Schwellungen und/oder Gelenkversteifungen einhergehen. Die zuverlässigste Ausschlussdiagnose bzw. Feststellung, ob es sich um Morbus Sudeck handelt, erfolgt in der Regel durch Fachärzte und Schmerztherapeuten.

Bei der Differentialdiagnostik werden insbesondere die folgenden Erkrankungen einbezogen:

- Knochenbruch
- Gelenkverrenkung
- Verletzung
- Osteoporose
- Langzeitfolgen einer Verletzung
- Wassereinlagerung im Gewebe (Ödem)
- Entzündung
- Verstauchung
- Überlastung

- Fibromyalgie
- Rheuma
- Nervenschädigungen
- Nerveneinengung (peripheres Nervenengpasssyndrom)
- Thrombose (z. B. Beinvenenthrombose)
- Durchblutungsstörungen
- Insektenstich
- Druckanstieg in Gewebesegmenten (Kompartmentsyndrom)

Der steinige Weg bis zur Diagnose

Morbus Sudeck fängt nicht selten mit einem völlig harmlosen Ereignis an. Eine kleine Verletzung, ein blauer Fleck oder sich an etwas stoßen – was banal beginnt, endet nach vielen Monaten, einem Jahr noch später mit der Diagnose „CRPS".

Obwohl die Erkrankung nicht zu den seltenen Krankheitsbildern gehört, ist sie immer noch in vielen Arztpraxen ziemlich unbekannt. Dies hat zum Leidwesen der Patienten die unliebsame Folge, dass die auftretenden Symptome oftmals nicht richtig eingeordnet werden und somit wertvolle Zeit vergeht. Das ist umso fataler, weil gerade eine sehr frühzeitige Behandlung innerhalb der ersten 3 Monate nach dem Krankheitsausbruch von großer Wichtigkeit ist, weil dies die Heilungsaussichten dramatisch verbessert.

Viele an CRPS erkrankte Menschen müssen einen unnötig langen Leidensweg gehen und werden besonders in der Anfangsphase der Erkrankung nicht ernst genommen. Immer wieder werden Erfahrungen berichtet, die unglaublich sind und voller Not und Verzweiflung zeugen.

Besonders die Patienten, bei denen kein körperlicher Befund „dingfest" gemacht werden kann und die Beschwerden als „Einbildung" deklariert werden, sind von einem besonders großen Leidensdruck betroffen.

Auch bei wohlwollendem Verständnis für die heutzutage stark unter Stress stehende Ärzteschaft, fällt es schwer, als Betroffener das leichtfertige „Abstempeln als Hypochonder" zu akzeptieren. Denn wer sich auch nur geringfügig mit Morbus Sudeck auseinandersetzt, weiß sehr schnell, dass sich das Krankheitsbild bei jedem Patienten zwar anders äußert, aber dennoch einige Beschwerden schlichtweg nicht zu übersehen sind.

Doch warum ist das eigentlich so? Warum bestätigt sich immer wieder, dass CRPS-Patienten einen so langen Weg durchschreiten müssen, bis sie endlich die längst überfällige Diagnose erhalten? Warum müssen sich besonders in der

Anfangsphase der Erkrankung viele Patienten quasi im wahrsten Sinne des Wortes mit Händen und Füßen dagegen wehren, kein eingebildeter Kranker zu sein?

Erschwerend bei der Diagnostik ist sicherlich die Tatsache, dass CRPS bei vielen Patienten zunächst ziemlich unauffällig beginnt. Der betroffene Körperteil weist in den ersten Wochen der Erkrankung infolge einer auslösenden Verletzung in der Regel eine starke Schwellung auf. Die Fingernägel wachsen in den Wochen nach dem auslösenden Ereignis nicht mehr wie gewohnt, entweder zu schnell oder fast gar nicht mehr. Auch eine ungewöhnliche Nagelhärte tritt auf, die man sich nicht erklären kann.

Das wichtigste Merkmal in dieser Krankheitsphase stellen die intensiven brennenden Schmerzen dar, die in keinem Verhältnis zu der ursprünglich auslösenden Verletzung stehen. Betrifft die Erkrankung die Hand, breiten sich die Schmerzen auf die gesamte Hand aus. Bei jedem Schritt pocht die Hand, sodass man kaum noch Momente hat, nicht an diese ominöse Erkrankung erinnert zu werden. Hinzukommen schließlich Hautveränderungen und eine zunehmende Bewegungseinschränkung der Hand und Finger.

Die Symptome sind nicht jeden Tag gleich, sie wechseln. Das macht es für den diagnostizierenden Arzt nicht einfacher. Das größte Problem jedoch scheint darin zu bestehen, dass viele niedergelassene Allgemeinmediziner, die als die erste Anlaufstelle für die meisten CRPS-Patienten fungieren, mit dem Krankheitsbild nicht sehr vertraut sind. Dies hat unweigerlich zur Folge, dass die diffusen Symptome nicht eingeordnet werden können oder schlichtweg fehl-interpretiert werden. Es erfolgt nicht selten eine reine Symptombehandlung, indem mitunter Schmerzmedikamente in Form von Tabletten und Salben verordnet werden. Weitergehende Maßnahmen hingegen erfolgen meistens jedoch nicht.

Schlimmer noch trifft es allerdings Patienten, die von ihrem behandelnden Arzt überhaupt nicht ernst genommen werden. Wenn das auslösende Ereignis beispielsweise nur ein leichtes Stoßen oder eine Verstauchung war oder gar kein Auslöser bekannt ist, sehen Ärzte oft keinen Anlass, weiterführende Untersuchungen und Therapien vorzunehmen. Für sie stehen dann die Symptome, die angeblich so intensiv sein sollen, nicht im Verhältnis zu dem ursprünglichen Ereignis, sodass die betroffenen Patienten einfach als überempfindlich betrachtet werden. Viel zu häufig führt dies leider dazu, dass sie ungerechtfertigter Weise als Hypochonder eingeordnet werden.

Verschärft wird diese Situation, wenn die behandelnden Ärzte eine apparategestützte Diagnostik einsetzen, die jedoch nicht als alleinige Methode in der Lage ist, Morbus Sudeck aufzudecken, sei es mithilfe von Röntgen, Kernspin oder anderen Verfahren. Wenn anhand dieser Diagnostik kein körperlicher

Befund festgestellt werden kann, weil beispielsweise die Hand auf den Bildern gesund aussieht, wird die These des Simulanten schließlich noch untermauert, und die Lage des Patienten noch kritischer.

Denn spätestens ab diesem Zeitpunkt besteht die große Gefahr, dass man der Welt der vermeintlichen psychosomatischen Problempatienten zugeordnet wird. Dies kann zur Folge haben, dass man umfangreich mit Antidepressiva und Psychotherapien versorgt wird, nicht jedoch mit den CRPS-adäquaten Therapien. Das Leben gerät dann nicht selten völlig aus den Fugen, denn die Schmerzen und anderen CRPS-bedingten Symptome bleiben ungeachtet dessen ja weiterhin bestehen, sodass die Verzweiflung und der Leidensdruck stetig größer anstatt geringer werden.

Im wahrsten Sinne des Wortes merkt man als Betroffener, dass einem das eigene Leben zunehmend aus den Händen gleitet und man keine Möglichkeit sieht, aus dieser fatalen Situation herauszukommen. Der Chronifizierung des Morbus Sudeck ist nun Tür und Tor geöffnet, indem die eigentliche Erkrankung weiterhin unentdeckt und damit unbehandelt bleibt.

Wer sich dieser Situation jedoch nicht untätig aussetzen will, wird seine Reise durch weitere Arztpraxen unvermindert fortsetzen. Doch häufig sind auch die weiteren Arztbesuche eher frustrierend als dass sie nützen, weil auch hier trotz weiterer herangezogener Untersuchungsverfahren womöglich immer noch kein Grund für diese unerklärlichen zermürbenden Schmerzen zu finden ist.

Die behandelnden Ärzte geraten mit der Zeit zunehmend in Erklärungsnöte. Wenn die Verlegenheitsdiagnose „Hypochonder" nicht gewählt wird und sämtliche Ausschlussdiagnostiken inzwischen erfolgt sind, dann ist dies eine äußerst unbefriedigende Situation für Arzt und Patient gleichermaßen. Denn man weiß zwar, was für mögliche Erkrankungen nicht vorliegen, aber leider steht immer noch nicht fest, welche es denn nun tatsächlich ist.

Leider machen die Patienten derartige Erfahrungen nicht nur in Praxen von niedergelassenen Allgemeinmedizinern, sondern auch immer wieder in Fach-arztpraxen und -kliniken. Da sollte man meinen, dass man in einer Schmerz-ambulanz oder Abteilung für Handchirurgie wesentlich schneller die richtige Diagnose erhalten würde, doch auch hier scheint CRPS noch immer nicht zu den geläufigen Krankheitsbildern zu gehören. Fatale Fehlentscheidungen, die aus einer falschen bzw. unzureichenden Diagnostik resultieren, bedeuten nicht nur eine Verzögerung der notwendigen Behandlung, sondern womöglich auch unnütze oder sogar schädliche Therapien.

Den betroffenen Patienten wird in derartigen Situationen viel abverlangt. Nicht nur, dass sie mitunter unnötig ihre Schmerzen ertragen müssen, weil eine effektive Schmerzmedikation ausbleibt, sondern auch kontraindizierte Maßnahmen in der Physiotherapie können mehr Schaden als Nutzen anrichten. So kommt es aus Unwissenheit bei einigen Patienten auch zur Verordnung von Physiotherapie-Anwendungen, die trotz Schmerzen und ohne Schmerzmedikation durchgeführt werden.

All dies ist beim Morbus Sudeck mit gravierenden Folgen verbunden, die sich in ungünstigen Fällen auf das gesamte weitere Leben auswirken können. Denn jeder Experte, der sich mit CRPS auskennt, weiß zugenüge, dass es extrem wichtig ist, möglichst innerhalb der ersten 3 Monate die Erkrankung multimodal zu behandeln. Jeder weitere Tag Verzögerung bedeutet verschlechterte Aussichten auf eine vollständige Heilung. Dies kann nicht oft genug betont werden.

Ein Risiko, das aus nachvollziehbaren Gründen nie so gern beim Namen benannt wird, ist die Tatsache, dass in Einzelfällen der behandelnde Arzt eine CRPS-Diagnose oder Überweisung an einen Arztkollegen zu vermeiden versucht, um eventuell einen eigenen Fehler kaschieren zu wollen. Denn die Ursache des Morbus Sudeck ist nicht immer eindeutig festzulegen, sodass etwaige Zusammenhänge mit Vorbehandlungen nicht ganz irrelevant sein können wie etwa ein unsachgemäß angelegter Gips. Denn vereinzelt ist in der Literatur noch nachzulesen, dass auch dies eine Ursache vom CRPS sein kann.

Nach einer langen Odyssee durch diverse Arztpraxen und Kliniken kann es am Ende mitunter sogar eine Erleichterung für den Patienten sein, wenn er die Diagnose CRPS erhält und damit endlich bestätigt bekommt, dass er doch „keinen an der Waffel" hat. Denn je länger die ganze Odyssee andauert, je öfter man immer wieder von den Ärzten gesagt bekommt „da ist nichts, Sie bilden sich das alles ein", und je mehr man sich durch die Schmerzen zermürbt fühlt, umso eher neigt man als nichtwissender Patient schließlich dazu, selbst an diese Fehldiagnose zu glauben. Hauptsache, „das Kind hat einen Namen".

Oftmals ist es dann ein großer Zufall, der die betroffenen Patienten doch noch auf den richtigen Weg bringt – ob der Zeitpunkt dann allerdings noch rechtzeitig ist, ist eine ganz andere Frage.

Sicher gibt es auch deutlich positiver verlaufende Krankheitsgeschichten, bei denen es wesentlich schneller zur richtigen Diagnose kommt. Dies betrifft in erster Linie Patienten, die sehr eindeutige Symptome aufweisen sowie diejenigen, die durch großes Glück sehr schnell auf einen sehr erfahrenen Therapeuten treffen.

Und trotz allen Missmutes, der sich bei vielen Patienten breit macht, die eine derartige Odyssee hinter sich gebracht haben, ist eines nicht zu vergessen: Die meisten Ärzte erleben CRPS nicht jeden Tag in ihrer Praxis. Somit sind sie weder mit dem Erscheinungsbild noch mit den zuverlässigen Diagnostik-verfahren und hieraus resultierenden Therapien ausreichend vertraut.

Es ist ein großer Segen, dass sich immer mehr Ärzte heutzutage sehr aufgeschlossen zeigen und sich auch nicht überwinden müssen, sich durch Erfahrungen ihrer Patienten weiterzubilden. Somit kann ein offenes Gespräch mit dem behandelnden Arzt für die zukünftigen Patienten von großem Wert sein. So werden diese aufgrund der Wissenserweiterung sicher so manche Abkürzung des Leidensweges erfahren, sodass Ihre Erfahrungen in dieser Hinsicht auch noch etwas Positives mit sich bringen.

Die wichtigsten Symptome im Überblick

Wie bereits beschrieben, treten die Symptome beim Morbus Sudeck in sehr unterschiedlicher Intensität und Ausprägung auf und variieren von Patient zu Patient.

Die ersten Symptome treten üblicherweise einige Wochen bis zu drei Monate nach einem bestimmten Ereignis wie z. B. nach einer Operation, Verstauchung oder Verletzung auf. Anstatt dass sich nach einem derartigen Ereignis die auftretenden Symptome zurückbilden, werden sie zunehmend stärker und weitere kommen hinzu. Im weiteren Verlauf können sich diese CRPS-bedingten Symptome verändern, manche bilden sich zurück, neue treten auf. Neben den Schmerzen, die als das zentrale Merkmal der Erkrankung gelten, sind es hauptsächlich die Schwellungen, Hautveränderungen und Versteifung der betroffenen Körperteile, die beim CRPS auftreten.

Zwar erfolgt grundsätzlich eine Einteilung der Beschwerden nach den Stadien 1 bis 3, doch nicht bei jedem Patienten ist eine derart klare Zuordnung über-haupt möglich. Unabhängig von diesen Krankheitsstadien werden nachfol-gend die beim CRPS am häufigsten auftretenden Symptome beschrieben.

Schmerzen

Als Leitsymptom vom CRPS gilt der Schmerz. Er steht wie kein anderes Symptom bei dieser Erkrankung ganz zentral im Krankheitsgeschehen. Schmerzen, Schmerzen und nochmals Schmerzen – das ist es, was Morbus Sudeck ausmacht. Wie sich die Schmerzen im Detail äußern, ist sehr unter-schiedlich, gemeinsam ist ihnen jedoch ihre Heftigkeit und Intensität.

Die Schmerzen treten meist spontan auf, sie werden als sehr extrem brennend, tiefgreifend, pochend und sehr intensiv empfunden. Auch als dolchartig stechend werden sie beschrieben. Dabei sind die Schmerzen so stark ausgeprägt, dass sie in keinem Verhältnis mit dem ursprünglichen Ereignis stehen. Im Laufe der Zeit werden die Schmerzen stetig schlimmer anstatt besser und gehen mit Schwellungen der betroffenen Gliedmaße einher. In der Regel betrifft der Schmerz die Arme oder Beine, nur selten kommt es zu Ganzkörperschmerzen. Etwa Dreiviertel der betroffenen Patienten sind von einem Ruheschmerz betroffen.

Schon geringste Berührungen, eine leichte Bewegung, das Streicheln mit einer Feder oder ein Windstoß können die Schmerzen verschlimmern. Körperlicher Kontakt mit anderen Menschen wird möglichst vermieden, da schon die harmloseste Berührung Schmerzen auslösen kann.

Die auftretenden Schmerzen führen im Laufe der Zeit zu einer Schonhaltung des betroffenen Körperteils, wodurch der ohnehin durch die Erkrankung einsetzende Muskelschwund noch weiter vorangetrieben wird. Im Laufe der Zeit macht sich dieser durch Steifigkeit bemerkbar.

Je länger der Zustand andauert, umso mehr nehmen die Schmerzen zu und desto ungünstigere Veränderungen der darunterliegenden Knochen sind zu befürchten.

Kribbeln

Begleitend zu den Schmerzen wird häufig ein Kribbeln und/oder Missempfinden der betroffenen Extremitäten beschrieben. Es ist ein Gefühl, als laufe eine ganze Ameisenarmee über den Arm oder das Bein.

Schwellungen

Typisch für CRPS ist neben der starken Schmerzentwicklung das Auftreten von Schwellungen des betroffenen Körperteils. Ursache hierfür sind Wassereinlagerungen, die nicht nur die Arme und Beine umfassen, sondern zumeist auch die Gelenke. Infolgedessen kann eine Versteifung entstehen, und je länger dieser Zustand andauert, desto größer wird die Gefahr eines bleibenden Gelenkschadens.

Temperaturschwankungen

Temperaturveränderungen der Haut führen dazu, dass sich diese im Vergleich zu gesunden Körperpartien kalt oder sehr heiß anfühlt. Die erhitzte Haut ist ein Zeichen des akuten Entzündungsprozesses. Die Temperaturveränderungen sind beim CRPS stetig in Bewegung, sodass es heiße und kalte Phasen gibt.

Auch spontan auftretende und merkwürdig anmutende Temperaturschwankungen sind möglich. In dem einen Moment ist der betroffene Körperteil noch eiskalt, aber schon im nächsten Moment fühlt er sich an, als würde er nahezu von innen verbrennen oder hätte Fieber.

Hautveränderungen

Hautveränderungen gehören zu den frühzeitig auftretenden Symptomen vom CRPS. Innerhalb von drei bis sechs Monaten nach dem auslösenden Ereignis (Operation, Verletzung etc.) kommt es hier zu optischen Veränderungen, indem weiße, bläuliche oder rote Flecken in Erscheinung treten. Als typisch gilt besonders die Blaufärbung.

Auch Hautausschläge und Pusteln können als Folge der Erkrankung entstehen. Häufig zeigt sich die Haut zunehmend dünn und glänzend.

Haar- und Nagelveränderungen

Das Wachstum der Haare an den betroffenen Körperstellen und Nägel kann sich auf verschiedene Art verändern, sei es durch eine Verlangsamung oder Beschleunigung. Ebenso können die Haare und Nägel dünner oder dicker werden.

Schwitzen

Aufgrund des gestörten Nervensystems kommt es zu einer abnormen Schweißdrüsenfunktion, die sich durch übermäßiges Schwitzen an den betroffenen Körperteilen äußert.

Bewegungseinschränkung

Die Mobilität der betroffenen Patienten wird auf mehrfache Weise beeinträchtigt. Da sind auf der einen Seite die chronischen Schmerzen. Sie führen mit der Zeit dazu, dass automatisch bei bestimmten Bewegungen und Körperhaltungen eine Schonhaltung eingenommen wird. Dies mag kurzfristig den Zustand erträglicher machen, langfristig jedoch führt das zu einer Rückbildung der Muskeln und damit zu einer zusätzlichen Einschränkung der ohnehin beeinträchtigten Bewegungsfähigkeit.

Dabei ist der Abbau der Muskulatur, der auch als Atrophie bezeichnet wird, ohnehin schon durch die Erkrankung an sich möglich und gilt als eine gefürchtete und unschöne Begleiterscheinung bei vielen CRPS-Patienten.

Die Bewegungsfähigkeit wird zudem durch die geschwollenen Körperteile stark eingeschränkt, die sich meistens auf die Gelenke ausbreiten und hier langfristig zu einer Gelenkversteifung führen.

Schließlich ist auch das Auftreten von Muskelkrämpfen und Zittern der betroffenen Extremitäten keine Seltenheit, wie nachfolgend beschrieben wird.

Muskelkrämpfe und -spasmen

Durch CRPS kann es zu verschiedenen Beeinträchtigungen der Muskeln kommen, hauptsächlich äußern sich diese durch Muskelkrämpfe und Muskelspasmen.

In dem erkrankten Körperteil zeigt sich ein Schwächegefühl und im weiteren Verlauf eine Reduzierung der Muskelmasse. In Verbindung mit der Gelenksteife wird es für die betroffenen Patienten zunehmend schwerer, die gewohnten Bewegungen weiterhin problemlos auszuführen.

Im fortgeschrittenen Stadium kann eine vollständige Versteifung der Finger und Zehen entstehen.

Motorische Störungen

Als Krankheitsfolge treten bei den meisten Patienten motorische Störungen auf. Besonders die Beeinträchtigung der Feinmotorik kann zu großen Problemen im Alltag führen, weil viele Handgriffe und alltägliche Erledigungen nur noch sehr erschwert erfolgen können.

Krankheitsverlauf und Stadien

Morbus Sudeck ist eine sehr individuell verlaufende Erkrankung. Bei jedem betroffenen Patienten nimmt sie einen anderen Verlauf ein, sodass man nie im Voraus exakt das weitere Fortschreiten der Erkrankung einschätzen kann. Sogar der Beginn der Erkrankung ist nicht einheitlich, was die richtige Diagnose gerade im Anfangsstadium erschwert. Größter Irrtum liegt hier in der Annahme, dass der Sudeck grundsätzlich mit geschwollenen und heißen Körperteilen beginnt. Dies ist nicht immer der Fall, denn bei einigen Patienten zeigt sich der Krankheitsbeginn durchaus auch kalt.

In sehr glücklich verlaufenden Fällen kann CRPS bereits innerhalb weniger Wochen ausheilen. In schwerwiegend verlaufenden Fällen nimmt die Krankheit hingegen einen dramatischen Verlauf, sodass die betroffenen Patienten aufgrund der Chronifizierung jahrelang von unerträglichen Schmerzen gepeinigt werden.

Auch ein schwankender Krankheitsverlauf ist möglich, bei dem es zu einer phasenweisen Verbesserung kommt, die nach einigen Wochen, Monaten oder sogar Jahren von einer erneuten Verschlechterung abgelöst wird.

Trotz all dieser und weiterer Uneinheitlichkeiten wird der Krankheitsverlauf in 3 Stadien unterteilt, wenngleich heute immer mehr dazu übergegangen wird, von diesen Einteilungen abzurücken.

Bei der Stadieneinteilung ist zu bedenken, dass die jeweiligen Übergänge fließend sind, und eine deutliche Abgrenzung bei den meisten Patienten nicht immer erkennbar ist. Außerdem können Symptome aus anderen Stadien gleichzeitig auftreten. Auch einzelne Symptome sind möglich. Im Allgemeinen schreitet die Erkrankung zwar unterschiedlich schnell fort, trotzdem ist davon auszugehen, dass die ersten beiden Stadien innerhalb eines Jahres auftreten.

Wird CRPS nicht behandelt oder verläuft die Therapie ohne den gewünschten Behandlungserfolg, nimmt der Krankheitsverlauf in der Regel unbeirrt seinen weiteren Weg und durchschreitet alle drei Stadien.

Bereits bei der Diagnosestellung wird der behandelnde Arzt feststellen, in welchem Stadium sich die Krankheit derzeit befindet. Als Orientierung dient hierbei die umfangreiche apparategestützte Diagnostik, aber auch die auftretenden Symptome werden herangezogen, um die Stadieneinteilung vorzunehmen. Ein weiteres Unterscheidungskriterium besteht darin, ob die Erkrankung mit einer Nervenverletzung einhergeht bzw. ob der Morbus Sudeck als Folge eines verletzten Nervs auftritt. Sind bereits bei Ausbruch der Krankheit die Nerven betroffen, wird dieses als CRPS II bezeichnet, andere Fälle werden dem CRPS I zugeordnet.

Stadium 1 (Stadium der Hyperämie)

Morbus Sudeck tritt zwischen der 1. und 7. Woche nach der auslösenden Verletzung ein. Zunächst zeigt sich in dem betroffenen Körperteil eine starke Schwellung, die meistens von brennenden Schmerzen begleitet wird. Diese Schmerzen sind so intensiv ausgeprägt, dass sie weitaus stärker sind als es bei der ursprünglich vorliegenden Verletzung zu erwarten gewesen wäre. Auch Kribbeln, Gefühlsstörungen und Missempfindungen können erste Krankheitsanzeichen sein.

Der Zeitpunkt des Krankheitsbeginns ist sehr unterschiedlich und kann sowohl auftreten, wenn die Behandlung des auslösenden Ereignisses (z. B. Operation, Fraktur, Prellung) fast abgeschlossen ist oder der Heilungsprozess gerade erst beginnt.

Die Schmerzen treten bereits im Ruhezustand und bei der geringsten Berührung auf. Selbst Körperkontakte, die eigentlich sehr angenehm sind, führen bei den Patienten zu großen Schmerzen. Auch durch Bewegung werden die Schmerzen verstärkt.

Optisch zeigt sich der betroffene Körperbereich wie bei einer klassischen Entzündung und weist eine zunehmende Rötung auf. Labortechnisch sind keine Entzündungsparameter oder Krankheitserreger im Blut aufzuweisen. Obwohl auch kein Fieber auftritt, kommt es meistens zu einer Überwärmung des betroffenen Körperbereichs. Aus diesem Grund wird dieses Stadium auch als „akute" bzw. „warme" Phase bezeichnet. Die Veränderung des betroffenen Körperteils wird auf eine gestörte Durchblutung zurückgeführt.

Bei einigen Patienten ist nach ein paar Wochen anhand von Röntgenbildern eine feinfleckige Osteoporose erkennbar. Dies ist jedoch nicht bei allen Patienten der Fall, sodass dies kein zwingendes Kriterium für die Diagnosestellung bedeutet. Oftmals tritt dies auch erst im Stadium 2 ein.

Stadium 1 dauert zwischen einem und drei Monaten an. Wenn die Erkrankung sehr frühzeitig behandelt wird, bestehen sehr gute Chancen, dass sie in diesem Stadium bereits ausheilt und ein Übergang in die weiteren Stadien erspart bleibt.

Typische Kennzeichen des Stadiums 1 an den betroffenen Körperteilen:

- starke intensiv brennenden Schmerzen
- der Schmerz verstärkt sich durch Bewegung und Belastung
- nächtliche Schmerzen
- teigige Schwellung durch Wassereinlagerung (Ödem)
- vermehrte Durchblutung
- Überwärmung (überwärmtes Gelenk)
- vermehrtes Schwitzen und somit zunehmende Schweißbildung
- glänzende, speckige Haut
- erhöhte Hautempfindlichkeit
- Verfärbung der Haut von rötlich bis bläulich
- Bewegungseinschränkung durch beginnende Versteifung des Gelenks
- Muskelkrämpfe

Stadium 2 (Dystrophie)

Optisch scheinen sich in dieser Phase einige Symptome zunächst zu verbessern, indem sich die Schwellung und die Hautfärbung zurückbilden. Demzufolge kühlt das betroffene Körperglied ab, sodass die Temperatur hier niedriger ist als bei dem gegenüberliegenden gesunden Körperbereich. Dieser Umstand hat dazu geführt, dass dieses Krankheitsstadium auch als „kalte Phase" bezeichnet wird. Doch der Schein trügt, denn unvermindert schreitet die Krankheit weiter voran, wenn sie nicht ausreichend therapiert wird.

Auffallend ist im Stadium 2 insbesondere die weitere Abnahme der Beweglichkeit der betroffenen Körperteile. Hinzukommt, dass sich die Schmerzen nun bei Bewegung verstärken.

Typisch sind auch degenerative Veränderungen des Gewebes im Bereich von Muskeln, Unterhaut, Gelenken und Knochen, was medizinisch als Dystrophie bzw. Ernährungsstörung bezeichnet wird. Als Folge kommt es zu einer Abnahme der Elastizität.

Ein Durchlaufen des 2. Stadiums bedeutet nicht zwangsläufig, dass die Krankheit ins Stadium 3 übergehen muss. Vielmehr ist es sogar möglich, dass sich der Morbus Sudeck von Stadium 2 wieder zurückzieht ins Stadium 1 oder sogar vollständig ausheilt.

Stadium 2 dauert zwischen 3 und 6 Monaten.

Typische Kennzeichen des Stadiums 2 an den betroffenen Körperteilen:

- abnehmende Schwellung
- schwach durchblutete Haut, sodass sie blass und kalt erscheint
- steife Gelenke
- gestörte Sensibilität
- starkes Zittern
- zunehmende Bewegungseinschränkung
- zunehmender Schmerz, jetzt auch bei Bewegung
- verändertes Haar- und Nagelwachstum
- Beginn des Muskelschwunds
- krampfartige Bewegungen der erkrankten Körperteile

Stadium 3 (Atrophie)

Das Stadium 3 wird auch als Endstadium bezeichnet und kommt heutzutage aufgrund rechtzeitigerer und umfangreicherer Therapien nicht mehr ganz so häufig vor wie in der Vergangenheit. Dies ist den an CRPS erkrankten Patienten auch unbedingt zu wünschen, denn in diesem Stadium angekommen gibt es – zumindest aus schulmedizinischer Perspektive - kaum Chancen auf eine vollständige Heilung.

Einzig positiv in dieser Phase ist bei vielen Patienten, dass die Schmerzen spürbar nachlassen oder sich sogar ganz zurückbilden. Aber auch das Gegenteil kann eintreten, dass sich der Schmerz überhaupt nicht reduziert und sogar das komplette Körperteil umfasst.

Besonders auffallend ist im Stadium 3 der Abbau der Gewebesubstanz (Atrophie), wovon die Muskeln, Gelenke und Knochen betroffen sind. Durch diese Schrumpfung wichtiger Körperbereiche entwickelt sich zunehmend eine Bewegungseinschränkung. Dieser Prozess kann soweit fortschreiten, dass es zu einem Totalverlust der Funktionsfähigkeit der betroffenen Körperteile kommen kann.

Im Stadium 3 ist häufig eine hochgradige Osteoporose vorhanden, die auf Röntgenbildern erkennbar ist. Sie ist durch einen grobwabigen Charakter gekennzeichnet.

Das Stadium 3 tritt frühestens 3 Monate nach Beginn der Erkrankung auf.

Typische Kennzeichen des Stadiums 3 an den betroffenen Körperteilen:

- chronischer Zustand
- keine Schwellung mehr vorhanden
- kalte Haut
- bläulich verfärbte Haut
- Verschlimmerung der Symptome bei Wetterveränderungen (Wetterfühligkeit)
- deutlich eingeschränkte Bewegung bis zur totalen Funktionsbeeinträchtigung
- stark abnehmende Knochendichte
- verstärkter Haarwuchs am betroffenen Körperteil
- atrophe Haut
- stark verminderte Koordination

Prognose und Langzeitfolgen bei CRPS

So komplex und unkalkulierbar sich die Krankheit bereits bei ihrem Beginn zeigt, so unberechenbar tritt sie auch während des weiteren Verlaufs in Erscheinung. Niemand kann im Vorfeld genau abschätzen, welche Entwicklung die Erkrankung nehmen wird, wie erfolgreich die jeweiligen Behandlungen sein werden und wann und ob überhaupt mit einer Heilung gerechnet werden kann.

Die größten Sorgen, die Morbus Sudeck mit sich bringt, beziehen sich auf die möglicherweise eintretenden Komplikationen und Langzeitfolgen. Selbst erfahrene CRPS-Therapeuten können nicht im Voraus absehen, wie sich der jeweilige Krankheitsverlauf entwickeln wird, ob überhaupt Spätfolgen auftreten und inwieweit sich diese als irreversibel zeigen werden.

Hier gilt es einerseits, nicht die Augen zu verschließen vor den möglichen Entwicklungen, die die Krankheit mit sich bringen kann. Je besser man über das gesamte Krankheitsbild informiert ist, umso einprägsamer wird womöglich das Verständnis beim Patienten für die enorme Bedeutung einer intensiven und komplexen Therapie. Denn nur durch enorme Therapiebemühungen lässt sich schließlich das Risiko reduzieren, dass tatsächlich am Ende gefürchtete Langzeitfolgen eintreten werden.

Aber andererseits sollte man sich davor bewahren, sich mit zu vielen Gedanken zu diesem Thema verrückt zu machen, in Panik zu verfallen oder per se schon davon auszugehen, dass man bestimmt zu den unglücklichen Patienten gehören wird, denen genau diese Spätfolgen passieren werden. Und überhaupt gibt es noch viele Optionen, die man in der Zwischenzeit einbringen kann und sollte, um Langzeitfolgen möglichst zu verhindern.

Den größten positiven Einfluss auf die Heilungschancen haben ohne Zweifel eine frühzeitige Diagnose und Therapie. Wenn außerdem die Ursache des Morbus Sudeck festgestellt werden kann, verbessern sich die Heilungsaussichten weiterhin. Bei derart optimalen Voraussetzungen kann die Erkrankung vollständig ausheilen, sodass langfristig nicht mit bleibenden Schäden gerechnet werden muss. Die Erfahrung zeigt jedoch, dass diese wirklich idealen Bedingungen nur bei einem geringen Anteil der an Morbus Sudeck erkrankten Patienten anzutreffen sind.

Nach derzeitigem Kenntnisstand und unter schulmedizinischen Gesichtspunkten gesehen ist eine zügige und vollständige 100-%-ige Heilung nur bei vergleichsweise wenigen Patienten zu erwarten und auch nur dann, wenn eine zeitnahe, innerhalb von 6 Monaten und sehr intensive Therapie erfolgt und möglichst keine Beschädigung der Nerven vorliegt.

Die Patientenanzahl, die mit permanenten und irreversiblen Langzeitschäden leben muss, ist im Verhältnis gesehen deutlich kleiner als die Anzahl derjenigen, die vollständig gesunden.

Ist ein chronischer Krankheitsverlauf eingetreten, geht dieser nicht nur mit einer chronifizierten Schmerzsituation einher, sondern führt bei vielen Betroffenen auch zu bleibenden körperlichen Beeinträchtigungen und Behinderungen. In diesem Krankheitsstadium werden die hier auftretenden Spontanschmerzen und die Funktionsstörungen der betroffenen Gliedmaße als besonders belastend empfunden.

Auch wenn die Aussichten auf einen besseren Gesundheitszustand im fortgeschrittenen Stadium und nach einem langjährigen Krankheitsverlauf extrem schlecht sind, sollte man die Hoffnung niemals ganz aufgeben. Zwar geschieht es vergleichsweise selten, aber sie passieren – unerklärliche Heilungen, auch noch Jahre nach Krankheitsbeginn. Wichtig ist, stetig nach neuen Entwicklungen Ausschau zu halten, den Mut zu haben, auch mal neue Wege zu beschreiten und sich von Rückschlägen oder Stillstand nicht entmutigen zu lassen.

Die häufigsten Langzeitfolgen im Überblick:

Muskelatrophie

Aufgrund von starken Schmerzen kommt es bei den Patienten oftmals zu einer Schonhaltung der betroffenen Körperregion. Die hiermit einhergehenden eingeschränkten Bewegungsabläufe führen im Laufe der Zeit zwangsläufig zu einer Verminderung der bisherigen Muskelstärke. Als hieraus resultierende Folge entwickelt sich bei vielen Patienten eine Muskelatrophie. Die hiervon betroffene Körperpartie wirkt optisch unverhältnismäßig dünn und zerbrechlich. Normale Bewegungsabläufe dieses Körperteils sind in diesem Zustand für den Patienten kaum noch möglich.

Muskelkontraktionen

Als Folge des Morbus Sudeck kann es zu einer aktiven Verkürzung eines Muskels kommen, was auch als Muskelkontraktion bezeichnet wird. Optisch ist dies an ungewöhnlichen Verformungen der Fußballen, Zehen und Finger zu erkennen.

Zwangsläufig führen die Muskelkontraktionen zu Beeinträchtigungen der Bewegungsabläufe, was sich im Alltag oft als sehr hinderlich erweist. Gegenstände wie Stifte, Besteck, Tassen, Teller usw. können nicht mehr in der gewohnten Art und Weise gehalten werden. Dinge des Alltags zu bewältigen, wird zunehmend schwieriger, sei es das Zubinden der Schuhe, das Zuknöpfen der Bluse, das Öffnen einer Flasche oder das Zähneputzen. Dinge, die sonst ganz selbstverständlich sind, werden plötzlich zu einer alltäglichen Herausforderung.

Ödeme

Bei einigen Patienten mit CRPS entstehen Ödeme. Diese Komplikation zeigt sich durch eine übermäßige Flüssigkeitsbildung im Gewebe der betroffenen Körperregion. Optisch ist dies daran zu erkennen, dass die Extremitäten wie Hände, Arme, Füße, Knöchel oder Knie sehr stark geschwollen sind und die regulären Bewegungsabläufe eingeschränkt sind. Geschwollene Füße sind in der Regel so stark vergrößert, dass die Strümpfe und Schuhe nicht mehr passen.

Einschränkung der Beweglichkeit

Je stärker die Erkrankung ausgeprägt ist und je länger sie andauert, umso größer ist die Gefahr, dass die Beweglichkeit der betroffenen Gliedmaße stark eingeschränkt wird. In extremen Fällen kann dies bis zu irreversiblen Lähmungserscheinungen führen.

Ausbreitung und Springen der Symptome

Die beim CRPS auftretenden Symptome betreffen zumeist eine bestimmte Region des Körpers. Bei 70% der Patienten bleiben die Beschwerden jedoch nicht nur auf einen Körperbereich beschränkt, sondern können sich zusätzlich auch auf die benachbarten Regionen ausbreiten wie etwa von der Hand auf den Unterarm und vom Fuß auf den Unterschenkel. Einige Experten gehen gar von einer Betroffenheit von 90% aus.

Noch gravierender allerdings ist das sogenannte „Springen der Symptome." Dies äußert sich dadurch, dass die vorhandenen Symptome in der einen Extremität auch auf die andere Körperseite überspringen können.

Dies wirkt auf den ersten Blick ziemlich kurios und unwahrscheinlich, weil das vorausgegangene Ereignis, das durch eine Verletzung, Operation oder dergleichen geschah, in dem gegenüberliegenden Gliedmaß gar nicht stattgefunden hat.

Die Ausbreitung und das Überspringen der Symptome auf die gegenüberliegende Körperseite können zu jeder Zeit und in jedem Krankheitsstadium erfolgen. Die sich hierdurch verschlechternde Schmerzsituation und Bewegungsfähigkeit führen zu einer weiteren Zunahme der körperlichen Beeinträchtigung und Einschränkung der alltäglichen Aktivitäten.

Neben der Symptomausbreitung auf den direkt benachbarten Körperbereich (sogenannte kontinuierliche Ausbreitung) sowie dem Überspringen auf gegenüberliegende Gliedmaße ist auch die Ausbreitung der Beschwerden in völlig beliebige und weiter entfernte Körperbereiche möglich. Von der Symptomausweitung auf entfernte und gegenüberliegende Körperregionen sind ca. 20% der CRPS-Patienten betroffen. Diese zeigt sich insbesondere bei längerfristigen Krankheitsverläufen.

Schmerzen – das Hauptsymptom bei CRPS

Was sind Schmerzen?

Ursprünglich kommt das Wort „Schmerz" aus dem Griechischen und bedeutet so viel wie furchtbar und schrecklich. Und genauso wird der Schmerz beim Morbus Sudeck auch empfunden – als schrecklich und grausam.

Schmerzen sind heutzutage sehr weit verbreitet, und jeder Mensch hat sie in seinem Leben schon erfahren. Mit zunehmendem Alter treten sie immer öfter in Erscheinung, zumeist handelt es sich dabei um akute Schmerzen, die als Folge einer Verletzung oder Operation auftreten. Häufig ist der Schmerz aber auch ein Begleiter von Erkrankungen und ist dann das erste Anzeichen oder manchmal sogar das einzige überhaupt.

Aufgrund der extremen Häufigkeit von Schmerzen sollte man annehmen, dass viele physiologische Mechanismen der Schmerzen inzwischen vollständig geklärt wären, doch sieht die Situation zum Leidwesen vieler Betroffener leider ganz anders aus und zeigt sich auch heute noch in der Medizin als ein sehr schwieriges und vielschichtiges Thema.

Schon den Schmerz als solchen zu beschreiben, ist nicht einfach, wie auch die „offiziellen Beschreibungen" anerkannter Institute offenbaren. Denn geht es nach der *Internationalen Vereinigung für Schmerzstudien* (International Association fort he Study of Pain – IASP), so wird Schmerz als eine unangenehme sensorische und emotionale Erfahrung mit einer tatsächlichen oder potentiellen Gewebeschädigung definiert. Diese Definition ist weit verbreitet und akzeptiert und beschreibt den akuten als auch den chronischen Schmerz. Dennoch bleibt die Beschreibung des Schmerzes mit dieser Definition recht weit an der Oberfläche.

Dies mag darauf zurückzuführen sein, dass das Schmerzgeschehen an sich sehr komplex ist und es der Wissenschaft bis heute nicht gelungen ist, dieses in all seinen Einzelheiten aufzuschlüsseln. So ist es beispielsweise auch heute trotz der hochtechnisierten medizinischen Welt noch immer nicht möglich, Schmerzen direkt fassbar zu machen und sie anhand von technischen Geräten oder mithilfe von Labordiagnostik genau zu messen. Das macht es für Außenstehende und die behandelnden Therapeuten so schwer, den Schmerz richtig einschätzen zu können. Nach wie vor ist also auch in der heutigen Zeit der Schmerz immer noch eine sehr subjektive Angelegenheit.

Schmerzen genau zu erklären und zu definieren, ist also ein sehr schwieriges Unterfangen. Bisweilen können sie nur von den Personen genau beschrieben und eingeschätzt werden, die die Schmerzen erleben. Somit sind Schmerzen völlig subjektiv, und niemand kann wissen, was der Betroffene durch die Schmerzen tatsächlich empfindet und unter welchem Leidensdruck er steht. Zwei Menschen, die eine identische Erfahrung machen, können den jeweiligen Schmerz völlig unterschiedlich empfinden und bewerten. Trotz aller Unterschiedlichkeit – dass Schmerzen als äußerst unangenehm empfunden werden, das steht außer Zweifel.

Trotz der fehlenden instrumentellen Messmöglichkeiten, um das Ausmaß von Schmerzen genauer definieren zu können, lassen sich Schmerzen dahingehend klassifizieren, dass sie in Form von unterschiedlichen Erscheinungsformen auftreten. So äußern sich Schmerzen entweder dumpf, brennend, diffus, reißend, kneifend, bohrend, klopfend, ziehend, schneidend oder stechend. Diese Schmerzformen können gemeinsam auftreten oder sich auch überschneiden, und sie können dauerhaft oder anfallsweise vorhanden sein. Dabei gibt es große „Qualitätsunterschiede", und Schmerz ist nicht gleich Schmerz. Ein kurzer heftiger Schmerz ist z. B. anders als ein langer heftiger Schmerz.

Die Komplexität des Schmerzgeschehens wird schließlich noch dadurch ergänzt, dass man oftmals gar nicht genau sagen kann, wo genau der Schmerz seinen Ursprung hat. Dies hängt damit zusammen, dass Schmerzen ausstrahlen können und Schmerzen an einer ganz anderen Körperstelle auftreten als am ursprünglichen Ort des Geschehens. Dies wird darauf zurückgeführt, dass sich die Nervenfasern über ein größeres Körperareal ausbreiten.

Überhaupt spielen die Nerven bei der Betrachtung der Schmerzentstehung eine entscheidende Rolle. Letztendlich ist ein Schmerz nichts anderes als das

Ergebnis komplexer Vorgänge innerhalb des Nervensystems. Und betrachtet man die vielen verschiedenen Schmerzarten, so muss man sich die Frage stellen, wie ein solcher Nerv beschaffen ist, der in der Lage ist, all diese verschiedenartigen Empfindungsmöglichkeiten zu signalisieren.

Schmerzleitende Nerven durchziehen die Haut des gesamten Körpers und sind hier sehr dicht vorhanden. Auch viele innere Organe sind mit derartigen Nerven ausgestattet, es gibt aber auch Körperbereiche, in denen Nervenfasern vollständig fehlen. Klassisches Beispiel ist hier die Leber. Sie leidet im Stillen und macht sich zu Beginn ihrer Erkrankung durch Müdigkeit beim Betroffenen bemerkbar, nicht jedoch durch Schmerzen.

Schmerzen entstehen, indem Signale über die Nervenfasern zum Rückenmark und von hier aus zum Gehirn geleitet werden. Im Gehirn kommt es erst zu einem bewussten Erleben und Bewerten des Schmerzes.

Nicht immer ist dieses komplexe Warnsystem intakt, sodass hier vorhandene Schädigungen zu Beeinträchtigungen des Schmerzempfindens führen können. Durch falsche Signale kann der Schmerz abgeschwächt oder intensiviert werden. Stetig ausgesendete Schmerzsignale äußern sich schließlich durch einen chronischen Schmerzzustand.

Nervenenden, die die Haut des gesamten Körpers durchziehen, reagieren auf verschiedene Einflussfaktoren. Dies kann eine Reizung sein, eine Injektion, aber auch Kälte, Hitze, Druck oder eine Entzündung können Schmerzen aus-lösen. Werden die Nervenenden gereizt, entstehen Signale, die entlang der Nervenfasern des Rückenmarks weiter in andere Körperregionen übertragen werden.

Grundsätzlich unterscheidet man drei verschiedene Schmerzarten:

1. Nervenschmerzen (neuropathische Schmerzen) – hierbei sind die Nerven selbst geschädigt

2. zentrale Schmerzen, die im Zentralnervensystem (Gehirn, Rückenmark) entstehen

3. psychosomatische Schmerzen (psychisches und körperliches Leid treffen zusammen)

Schmerzempfinden

Das Schmerzempfinden ist bei jedem Menschen anders ausgeprägt. So kann ein und dieselbe Ursache ein völlig unterschiedliches Schmerzerlebnis auslösen. Hieraus resultiert, dass sich einige Personen trotz sehr massiver Schmerzen in ihrem Alltag kaum beeinträchtigt fühlen, hingegen können andere mit der gleichen oder einer deutlich geringeren Schmerzlast ihren Aufgaben kaum noch nachkommen.

Es wird vermutet, dass das Schmerzempfinden durch genetische Einflüsse mitbestimmt wird. Deutlich wird dies etwa an dem Beispiel, dass rothaarige Menschen in der Regel schmerzempfindlicher reagieren als andere. Bestätigt wird diese Annahme auch dadurch, dass Menschen aus verschiedenen Kulturkreisen ein unterschiedlich starkes Schmerzempfinden aufweisen.

Interessanterweise gibt es auch geschlechtsspezifische Unterschiede. Demnach verfügen Frauen zwar über eine deutlich niedrigere Schmerzschwelle als Männer, haben aber auf der anderen Seite eine erhöhte Toleranzschwelle, sodass sie Schmerzen länger aushalten können als Männer.

Die Erklärung für das unterschiedliche Schmerzempfinden ist genauso vielschichtig wie der Schmerz selbst. Denn neben den genetischen Einflüssen spielen hier noch weitere Faktoren eine Rolle wie beispielsweise die Erziehung und Erfahrungen aus der Kindheit. So wird Jungen beigebracht, ihren Schmerz aushalten zu müssen, weil „ein ganzer Kerl ja nicht weint".

Kombination des körperlichen und seelischen Schmerzerlebens

Schmerzen setzen sich grundsätzlich aus zwei eng miteinander verknüpften Komponenten zusammen, nämlich dem körperlichen und seelischen Schmerzerlebnis. Dies wird deutlich, wenn man den Umgang mit Schmerzen genauer betrachtet.

Intuitiv reagiert man direkt nach dem Auftreten von Schmerzen mit Reaktionen wie Stöhnen, Schreien, Weinen oder Seufzen. Auch das typische „Zähne-zusammenbeißen", um die Schmerzen zu lindern, erfolgt automatisch, ohne dass man zuvor darüber nachdenkt.

Sitzt man beim Zahnarzt und rechnet hier schon fast mit auftretenden Schmerzen, presst man beispielsweise die Hände gegeneinander, knetet sie oder drückt die Füße intuitiv gegen den Behandlungsstuhl. Die Schmerzen treten zwar trotzdem auf, sie werden aber durch derartige Maßnahmen erträglicher.

Akute Schmerzen

Von Natur aus sind akute Schmerzen die „Alarmglocken" des Körpers, um zu zeigen, dass etwas nicht in Ordnung ist. Schmerzen machen auf eine Gefahr aufmerksam, auf eine Verletzung oder Erkrankung, um diese schnellstmöglich zu erkennen und den Körper vor weiteren Schäden zu warnen. Typische Ereignisse sind das Einklemmen eines Fingers, Zahn-, Kopf-, Hals- und Bauchschmerzen, eine Schnittverletzung beim Zwiebelschälen oder wenn man die Hand auf eine heiße Herdplatte legt.

Bei einem akuten Schmerz reagieren Mensch und Tier intuitiv und versuchen, den Körper durch bestimmtes Verhalten zu schützen. Bei einer heißen Herdplatte oder beim Einklemmen in der Tür zieht man die Hand ruckzuck weg. Bei Rückenschmerzen nimmt man eine Schonhaltung ein, nach einer Knieoperation tritt man zunächst nur mit dem nicht-operierten Bein auf und so weiter.

Sehr deutlich zeigt sich die Bedeutung von Schmerzen bei dem sogenannten CIPA-Syndrom. Bei dieser seltenen Erkrankung fehlt den betroffenen Patienten das Schmerzempfinden. Das hat zur Folge, dass sie sich selbst Schäden zufügen, ohne es zu merken. Besonders in der Kindheit kann dies zu körperlichen Selbstverstümmelungen führen.

Am häufigsten treten akute Schmerzen kurzfristig auf, und zwar direkt nach dem auslösenden Ereignis, einer Verletzung oder Operation. Der Schmerz tritt zumeist am Ort des Geschehens auf und kann somit schnell lokalisiert werden. Das Ausmaß des Schmerzes steht in direktem Zusammenhang mit der Stärke der Verletzung. Der Schmerz aufgrund einer großflächigen Hautverbrennung ist somit viel intensiver, als wenn man nur einen Finger an einen heißen Kochtopf gehalten hat.

Je nach Ausmaß der Verletzung und des auftretenden Schmerzes kann sich dieser von allein wieder zurückbilden, ohne dass es einer Schmerzbehandlung bedarf. Wird dennoch eine benötigt, kann der Schmerz durch entsprechende Medikamente meist sehr schnell gelindert werden. Oft dauert es dann nur wenige Stunden oder Tage, bis der Schmerz vollständig zurückgebildet ist.

Chronische Schmerzen

Chronische Schmerzen sind weitaus verbreiteter als dies im Allgemeinen angenommen wird. Allein in Deutschland sind ca. 11 Millionen Erwachsene hiervon betroffen.

Die Bezeichnung „chronisch" bezieht sich auf die Hartnäckigkeit der Schmerzen. Die Definition der International Association for the Study of Pain (IASP) besagt sinngemäß, dass es sich bei chronischen Schmerzen um Schmerzen handelt, die über die normale Heilungsphase hinaus fortbestehen.

Es existiert zwar kein fest deklarierter Zeitrahmen, während dem sich ein Schmerz zurückzubilden hat, aber im Allgemeinen spricht man bei einer Dauer von mehr als 6 Monaten von chronischen Schmerzen. Dabei treten die Schmerzen Tag für Tag und Nacht für Nacht auf.

Aber auch stetig wiederkehrende Schmerzen werden den chronischen Schmerzen zugeordnet. Zeitlich gehen diese Schmerzen über die eigentliche Heilungsdauer des ursprünglichen Ereignisses (Verletzung oder Operation) hinaus und werden zu einem eigenständigen Krankheitsbild. Im Unterschied zu akuten Schmerzen tritt der Dauerschmerz nicht mehr als Warnsystem auf.

Wenn die Schmerzen trotz einer Behandlung nicht zurückgehen, hat dies erheblichen Einfluss auf die Psyche und das Verhalten der betroffenen Patienten, sodass deutliche körperliche und psychische Veränderungen auftreten können.

Werden chronische Schmerzen nicht behandelt, kann dies dramatische Folgen für die Patienten mit sich bringen. Aus Erhebungen weiß man, dass fast 70% der chronischen Schmerzpatienten gravierende Auswirkungen auf ihren Alltag beklagen, sei es im Berufsleben, beim Schlafen, bei der Körperpflege, Sport oder in der Partnerschaft.

Schmerzen bei CRPS

Beim CRPS ist für die meisten Betroffenen der Schmerz das zentrale Krankheitssymptom schlechthin, welches die Erkrankung im Wesentlichen ausmacht.

Dieser Schmerz wird als sehr intensiv und brennend beschrieben. Er kann sich durch bestimmte Umstände wie Belastung, Berührung und Bewegung verstärken. Die Schmerzen können ein solches Ausmaß annehmen, dass sie kaum noch auszuhalten sind und zu den stärksten Schmerzen zählen, die der Mensch überhaupt kennt.

Je weiter die Erkrankung fortschreitet und das Schmerzmanagement versagt, umso größer wird in der Regel der Leidensdruck. In besonders schlimmen Fällen geht es sogar so weit, dass durch den Schmerz jegliche Lebensmut erlischt und Betroffene das Leben wie in einer Hölle beschreiben. Für Außenstehende ist dies oft schwer nachvollziehbar, weil sie diese Schmerzintensität nicht nachfühlen können. Denn wie bereits beschrieben, ist das Schmerzempfinden sehr subjektiv und lässt sich nicht messen.

In derart schlimmen Krankheitsphasen überlagert der Schmerz alles und scheint das gesamte Leben zu regieren. Die Erkrankung bestimmt den Alltag, den Tagesablauf, die sozialen Kontakte und so weiter. Kein einziger Lebensbereich bleibt außen vor.

Auch die Gedankenwelt wird stark von der Krankheit beeinflusst. Sämtliche Gedanken kreisen nur noch um die Erkrankung und insbesondere die Schmerzen. Das Beängstigende ist die Tatsache, dass sich ein derartiges Gedanken-karussell mit nichts anhalten lässt, egal welche Maßnahmen auch ergriffen werden. Man kann kaum an andere Dinge denken, so sehr vereinnahmen die Schmerzen diese Patienten. Man ist verzweifelt, denn nichts scheint in diesen Momenten zu helfen. Weder man selbst, noch Außenstehende haben in diesen Situationen ein probates Mittel zur Hand, um die Schmerzen in den Griff zu bekommen oder diese zumindest zu besänftigen.

Wetterabhängige Schmerzveränderung

Viele Menschen sind der Meinung, dass wetterabhängige Schmerzveränderung ein Mythos sei, den uns unsere Eltern und Großeltern vermittelten und in unserer heutigen Zeit nichts zu suchen habe. Allzu schnell schienen unsere Vorfahren das Wetter für ihre Wehwehchen und ihre Griesgrämigkeit heranziehen zu wollen. Die Wissenschaft, wie wir sie in der heutigen modernen Welt kennen, gab es damals nicht mal ansatzweise, es waren seinerzeit wohl eher Erfahrungswerte und „Bauernweisheiten", auf die man in vielen Lebenslagen zurückgriff, aber die dennoch oftmals eine erstaunliche „Trefferquote" aufwiesen.

Und auch wenn heutzutage viele Beobachtungen von Patienten und Ärzten für einen Zusammenhang zwischen einer Wetterveränderung und einem intensiveren Schmerzerlebnis sprechen, so spürt man dennoch unterschwellig immer eine leichte Ungläubigkeit und Belächeln.

Sicher – auch heute sind trotz der hochtechnisierten Welt immer noch viele Details und Zusammenhänge von Wetterfühligkeit oder Wetterempfindlichkeit ungeklärt. Nach wie vor sind dies Phänomene, denen die Wissenschaft zwar auf der Spur ist, aber wo viele Details und Zusammenhänge bisweilen noch immer nicht genau aufgeschlüsselt und eindeutige Studien Mangelware sind.

Während einige Schmerzpatienten fest davon überzeugt sind, dass sich ihre Schmerzen in der Schulter, Hand, im Knie oder am Fuß besonders verstärken oder intensivieren, wenn das Wetter umschlägt, können andere Schmerzpatienten mit einem derartigen Zusammenhang nichts anfangen.

Besonders an nasskalten Tagen empfinden die wetterfühligen Patienten, dass Schmerzen im entzündeten oder vorgeschädigten Gelenk zunehmend und häufiger auftreten. Einige können sogar den Regen oder Schnee förmlich in den Extremitäten oder Gelenken spüren.

Grund genug, dieses Thema im Hinblick auf den Morbus Sudeck Patienten genauer zu beleuchten, denn auch hier empfinden viele Betroffene bei nasskaltem, stürmischem oder wechselhaftem Wetter ihre Schmerzen stärker oder es treten gerade dann Schmerzmomente auf. So geht es auch vielen Menschen, die an Rheuma, Arthritis oder anderen chronischen Gelenkerkrankungen leiden und Personen, die sich Operationen unterzogen haben. Der so genannte Phantomschmerz bei amputierten Extremitäten wird ebenfalls bei Änderung der Wetterlage wahrgenommen.

Auch wenn die Wissenschaft hier noch in einer Grauzone unterwegs ist, so lässt sich dennoch zumindest aus den derzeit bekannten Angaben erschließen, dass Luftfeuchtigkeit und Temperatur die subjektive Schmerzempfindung beeinflussen.

Aber wie können sich nun Temperatur und Temperaturschwankungen auf die Schmerzveränderung auswirken?

Grundsätzlich sind Menschen in dunklen und kalten Jahreszeiten deutlich anfälliger für diverse Krankheiten als in den Sommermonaten. Es fehlt die Bewegung an der frischen Luft, die Temperaturunterschiede draußen und drinnen variieren stark. Von der eisigen Kälte kommt man in den überhitzten Raum und umgekehrt. Der Körper muss sich jedes Mal den veränderten Temperaturen anpassen. Aber auch die heißen Sommermonate stellen eine Belastung für den gesamten Organismus dar. Das Atmen fällt schwer, der Körper schwitzt und verliert jede Menge Flüssigkeit.

Hier kommt die körpereigene Thermoregulation ins Spiel, die dafür sorgt, dass alle lebenswichtigen Organe im Körper wie Herz, Leber, Niere, Gehirn auf einer konstanten Temperatur gehalten werden. In diesen Organen wird die Wärme durch Energieumsatz gebildet. Alle anderen Teile des Körpers, so zum Beispiel die Haut, zählen zur Körperschale, deren Temperatur durch Muskelaktivität und Umgebungstemperatur bestimmt wird.

Um eine gleichbleibende Temperatur im Körperkern zu erhalten, erfolgt ständig ein Temperatur-Ausgleich, der sich zwischen Körperkern und Körperschale bewegt. Der Blutkreislauf nimmt dabei die zentrale Regulationsfunktion wahr. Puls, Blutdruck, Blutgefäße und Blutgerinnung bestimmen den Blutfluss. Das Blut fließt dabei je nach Aktivität und Temperatur schneller oder langsamer. Auch Medikamente und Krankheitserscheinungen beeinflussen den Blutfluss.

Eine mangelhafte Durchblutung beispielsweise führt zu Kälteempfinden und Unbehagen, auch Schmerzen können sich intensiver anfühlen. Ein zu hoher Blutdruck hingegen begünstigt das Risiko für Herz-Kreislauferkrankungen. Große Temperaturschwankungen wirken sich dementsprechend auch auf die Thermoregulation und den Blutkreislauf aus. Gerade im Frühjahr sind extreme Temperaturunterschiede von bis zu 15 Grad nicht selten. Von heute auf morgen klettert das Thermometer von 10 auf 25 Grad.

Auch die Luftfeuchtigkeit wirkt sich auf den Organismus aus. Eine hohe Luftfeuchtigkeit löst körperliches Unbehagen aus, ebenso wie eine zu niedrige Luftfeuchtigkeit Ermüdung, Kopfschmerzen und Antriebslosigkeit hervorrufen kann.

Bei Menschen, die an chronischen Schmerzen leiden, spielen Lufttemperatur und Luftfeuchtigkeit meistens zusammen. So lässt sich beobachten, dass niedrige Lufttemperaturen und hohe Luftfeuchtigkeit Schmerzzustände intensivieren können. Auch treten die Schmerzen häufiger und in kürzeren Abständen auf.

Eine weitere These besagt, dass Menschen und Tiere gewisse Sensoren für die Verschiebung von Luftmassen, wie sie bei einem Wetterumschwung auftritt, besitzen. Bei Menschen soll es sich um Sinneszellen in der Halsschlagader handeln, die auf ein Tiefdruckgebiet mit entsprechenden Signalen an den Körper reagieren. Die Schwankungen und Signale in der Luftatmosphäre werden von den feinen Rezeptoren wahrgenommen und lösen entsprechend körperliche Empfindungen wie Unbehagen oder Schmerz aus. Auch elektromagnetische Impulse, die durch Spannungsentladungen bei Gewittern entstehen, werden als Auslöser für Wetterfühligkeit und wetterbedingte Schmerzen herangezogen.

Gerade wenn Gewitter im Anmarsch sind und sich durch Donnergrollen und die ersten Blitze bemerkbar machen, werden die Impulse, auch Sferics genannt, mit hoher Lichtgeschwindigkeit in die Atmosphäre geschleudert. Hier ließ sich nachweisen, dass diese Impulse die Hirnströme verändern. Dieser Einfluss stellt durchaus einen Zusammenhang zwischen Schmerz und Wetter dar, denn bei Menschen mit chronischen Schmerzen zeigen sich oft neuroplastische Veränderungen in Rückenmark und Gehirn (Zentrales Nervensystem), was auch als „Schmerzgedächtnis" bezeichnet wird.

Auch Luftdruckschwankungen können eine Erklärung für wetterabhängige Schmerzen sein. Wenn Luftmassen sich überlagern, entstehen in der Luft Vibrationen, die auch am Boden noch messbar sind. Es handelt sich dabei um Schallwellen, die sich in der Atmosphäre ausbreiten und so auch durch die feinen Sinneszellen des Menschen erfasst werden und zwar schon etliche Zeit vor dem eigentlichen Wetterumschwung.

Auch was die Beweglichkeit der Gelenke betrifft, werden Zusammenhänge mit Temperatur und Luftdruck vermutet. Bei Versuchsreihen konnte festgestellt werden, dass die Temperatur Einfluss auf die Gelenkschmiere hat und demzufolge auch die Gelenksteifigkeit zunehmen kann. So nimmt man an, dass eine Abkühlung der Gelenke Schmerzrezeptoren aktiviert. Auch eine verschiedenartige Ausdehnung der Gewebestrukturen von Gelenken, Knochen, Muskeln und Sehnen durch Luftdruck und Temperatur ist denkbar. Unterschiedliche Gewebedichten stören die Zusammenarbeit und könnten Schmerzen hervorrufen. Bereits entzündete Gelenke neigen bei Abnahme des Luftdrucks zu Schwellungen, die umliegende Nerven reizen und dementsprechend Schmerzen verursachen.

Ebenso wird die These vertreten, dass die Hormone und die empfundene Schmerzveränderung bei Wetterschwankungen in Zusammenhang stehen. An tristen, regnerischen und kalten Tagen fährt auch der Hormonhaushalt auf Sparflamme, manche Menschen neigen dann zu Depressionen, was gerade bei chronischen Schmerzpatienten zu einer Intensivierung des Schmerzempfindens führen kann. Die Psyche bleibt bei schlechtem Wetter ohnehin nicht außen vor, man fühlt sich generell unwohler als an sonnigen mäßig warmen Tagen. Das liegt vor allen Dingen daran, dass keine Endorphine ausgeschüttet werden, denn die machen nicht nur glücklich, sondern sind auch als schmerzlindernde Hormone bekannt.

Forscher haben jedoch beobachtet, dass sich wetterabhängige Schmerzen und Wetterfühligkeit in erster Linie bei Menschen bemerkbar machen, die bereits durch Krankheitsbilder vorbelastet sind und denen es an körperlicher Bewegung und Sport mangelt. Auch anhaltender Stress und eine sehr sensible Persönlichkeit verstärken das Ausmaß der Wetterfühligkeit oder fungieren als Schmerzauslöser bei Wetterveränderungen. Spannungen gleich welcher Art wirken sich auf Muskeln und Fasern des Körpers aus und führen dadurch zur Verengung von Gefäßen oder zu Verspannungen mit der Folge von Muskelverhärtungen und somit zu einer geringeren Durchblutung des Körpers. Im menschlichen Körper ist jede Instanz von der anderen abhängig, von den großen Organen bis zu den kleinsten Zellen. Nur ein reibungsloser Kreislauf gewährleistet das Wohlbefinden.

Ist diese Harmonie gestört, kommen Alarmschmerzen zum Vorschein, als Warnsignale oder bei chronischen Schmerzen in Folge des ausgebildeten Schmerzgedächtnisses.

Das Wetter lässt sich nicht beeinflussen, also muss jeder das Beste daraus machen. Schmerzpatienten können sich vermehrten wetterabhängigen Schmerzen auch stellen, indem sie vorbeugen. Egal wie das Wetter auch wird, Bewegung an der frischen Luft ist ein profundes Mittel, das den gesamten Organismus auf Trab bringt.

Bei Wind und Wetter vor die Türe, das hilft im wahrsten Sinne des Wortes, härtet ab und gewöhnt den Körper auch an Wetterschwankungen. Die Kleidung sollte weder zu warm noch zu kühl sein, damit die Thermoregulation auf dem Posten bleibt.

Eine gut trainierte und elastische Muskulatur ist widerstandsfähig und lässt sich so schnell nicht durch Wetterspannungen reizen. Daher sind Gymnastik und spezielle Dehn- und Kräftigungsübungen für den ganzen Körper zu empfehlen. Auch andere sportliche Betätigungen bringen den Körper in Schwung. Dabei machen es die Ausdauer und die Regelmäßigkeit und nicht ein Extremprogramm.

Schmerzpatienten sollten es gelassen angehen, aber nach der Maxime leben: Besser jeden Tag ein bisschen bewegen und trainieren, als überhaupt nicht.

Wechselbäder und Wasseranwendungen nach Kneipp tragen ebenfalls zu einem verbesserten Allgemeinbefinden bei und sind auch bei Morbus Sudeck Patienten vielfach Bestandteil der Physiotherapie. Ausreichend schlafen und geordnete Tagesabläufe lenken das Schmerzgedächtnis, das nur auf den Schmerz konzentriert ist, ab. Im Schlafraum genügt eine Temperatur von maximal 16 Grad, die Thermoregulation wird es danken. Räume, ob zuhause oder auf der Arbeit, sollten weder eine zu hohe noch zu niedrige Luftfeuchtigkeit aufweisen, ansonsten muss mit entsprechenden Maßnahmen wie Luftentfeuchtern oder Luftbefeuchtern nachgeholfen werden.

Stress abbauen, Depressionen durch psychologische Hilfestellung bekämpfen - auch das trägt zur Minderung von Schmerz bei. Angenehme Hobbys, die fesseln und bei denen man alles um sich herum vergisst, auch das Wetter, überlisten die Psyche und den Schmerz. Manche Menschen beobachten das Wetter regelrecht und stellen sich dementsprechend, auch ohne äußere Reize, darauf mit Schmerzen ein. Das ist jedoch nur eine Falschprogrammierung im Gehirn, die durch Dinge, die Freude machen, sowie durch Bewegung wieder reguliert werden kann.

Schmerzreduzierung

Ob und inwieweit eine Schmerzlinderung oder vollständige Beseitigung möglich ist, hängt in erster Linie davon ab, durch welchen Auslöser Schmerzen entstanden sind. Durch bestimmte Maßnahmen kann dann aktiv in das Schmerzgeschehen eingegriffen werden. Das Ziel einer Schmerzbehandlung ist dabei immer, das Auftreten der Schmerzen möglichst ganz zu verhindern oder zumindest doch so weit zu reduzieren, dass eine bessere Lebensqualität gegeben ist.

Eine gezielte Schmerzreduzierung durch ein ausgeklügeltes Schmerzmanagement ermöglicht es vielen Schmerzpatienten erst, dass sie einen einigermaßen unbeeinträchtigten Alltag erleben können. Im medizinischen Alltag sagt man hierzu „die Alltagstauglichkeit durch Schmerzmedikamente herstellen".

Doch nicht nur der Alltag soll durch die Schmerztherapie erleichtert werden, sondern auch die weitere Therapierbarkeit. So ist eine Schmerzreduzierung bei vielen Patienten auch erforderlich, um weitere Therapiemaßnahmen überhaupt erst zu ermöglichen.

Wie sonst sollen beispielsweise physiotherapeutische Maßnahmen durchgeführt werden, wenn der Schmerz aufgrund fehlender Schmerzmedikation für den Patienten kaum auszuhalten ist?

Schmerzmedizin

Wer von Schmerzen heimgesucht wird, hat in diesem Moment nur einen einzigen Wunsch, sie nämlich schnellstmöglich wieder loszuwerden. Manchmal gehen die Schmerzen fast so schnell, wie sie gekommen sind, doch das ist nicht immer so.

Je länger die Schmerzsituation andauert, umso größer wird der Wunsch, endlich von den Schmerzen befreit zu werden. Spätestens wenn sich der Zustand chronifiziert, gehört die Angelegenheit in den Bereich der Schmerzmedizin.

Bei der Schmerzmedizin handelt es sich um einen speziellen Fachbereich, der sich auf die Behandlung von Schmerzpatienten spezialisiert hat. Hier werden Patienten betreut, die von dauerhaften und/oder komplizierten Schmerzerkrankungen betroffen sind. Bei dieser Patientengruppe stellt der Schmerz das zentrale Element der Erkrankung dar und überlagert in der Regel die eigentliche Grunderkrankung.

Eine Schmerztherapie zur Linderung chronischer Schmerzen gehört immer in die Hände von erfahrenen Fachleuten. Diese verfügen über eine spezielle schmerztherapeutische Zusatzausbildung und ein spezialisiertes Wissen über Schmerzmanagement. Sie sind in der Regel bemüht, auch interdisziplinär zu arbeiten. Besonders empfehlenswert sind Schmerztherapeuten, die über langjährige Behandlungserfahrungen beim Morbus Sudeck verfügen.

In der Schmerzmedizin geht es um die Prävention, Behandlung und Rehabilitation von Menschen, die von dauerhaften Schmerzen betroffen sind.

Bei der Schmerzmedizin gilt es zu unterscheiden, ob es sich um einen postoperativen Schmerz handelt, ob eine klar definierbare Ursache des Schmerzes vorliegt oder ob der Schmerz als solches das zentrale Problem darstellt wie beispielsweise bei Nerven-, Rücken- oder Kopfschmerzen.

Eine Schmerzbehandlung besteht meistens aus einer Kombination von mehreren schmerzstillenden Medikamenten, die nicht erst eingenommen werden, wenn die Schmerzen ihren täglichen Höhepunkt erreicht haben.

Stattdessen erfolgt die Einnahme bereits vor einem erneuten Auftreten der Schmerzen. Dies wird erreicht, indem anhand eines individuell erstellten

Schemas feste Uhrzeiten über den ganzen Tag verteilt vorgeben, wann eine erneute Einnahme von Schmerzmedikamenten angezeigt ist.

Schmerzklinik

Zu Beginn der CRPS-Erkrankung ist in der Regel der Hausarzt der erste und richtige Ansprechpartner. Wenn jedoch die Schmerzen trotz der hier eingeleiteten Maßnahmen weiterhin fortbestehen, die Schmerzen womöglich unerträglich werden, in den Mittelpunkt des Krankheitsgeschehens rücken und eine Chronifizierung der Schmerzen droht, dann ist spätestens der Zeitpunkt gekommen, schnellstmöglich einen auf Schmerzen spezialisierten Therapeuten zu konsultieren.

Schmerztherapeuten sind in niedergelassenen Facharztpraxen und in bestimmten Krankenhäusern anzutreffen. Neben einer Schmerzambulanz gibt es in Krankenhäusern oftmals auch eine Schmerzstation. In beiden Abteilungen arbeiten erfahrene Schmerztherapeuten, die die Zusatzbezeichnung „Spezielle Schmerztherapie" führen. Sie kennen sich eingehend mit der Behandlung von chronischen Schmerzen aus und verfügen über eine hohe fachliche Kompetenz.

Dies ist für chronisch erkrankte Schmerzpatienten von großer Wichtigkeit, denn gerade was das Thema Schmerzmittelgebrauch angeht, ist das Wissen und die Erfahrung der Therapeuten sehr bedeutsam für den Behandlungserfolg. Diese Voraussetzungen ermöglichen eine sehr umfangreiche Versorgung für chronische Schmerzpatienten.

An die jeweiligen persönlichen Bedürfnisse des Patienten angepasst, wird schließlich ein Schmerztherapiekonzept erstellt, das aus einer Kombination von mehreren Medikamenten und ergänzenden Therapiemaßnahmen besteht, um ein bestmögliches Ergebnis zu erreichen.

Aufgrund ihres Fachwissens können Schmerztherapeuten oftmals auch Behandlungserfolge erzielen, wo weniger auf diesen Fachbereich spezialisierte Ärzte schneller an ihre Grenzen stoßen. So können sie beispielsweise auch Patienten helfen, bei denen ein stetig steigender Schmerzmittelbedarf besteht, ohne dass sich durch diese Medikation eine ausreichende Schmerzlinderung ergibt.

Bevor die Behandlung festgelegt wird, erfolgt oftmals ein sogenannter Analgetika-Test. Dieser dient dazu, das am besten wirksame Medikament für den Patienten herauszufinden.

Eine Behandlung in einer Schmerzklinik hat viele Vorteile, die sich begünstigend auf den Genesungsprozess der Patienten auswirken können. In erster Linie sind es die sehr erfahrenen Therapeuten, die hier in der Regel tätig sind. Darüber hinaus ist sehr positiv, dass innerhalb der Klinik weitere sinnvolle Synergien genutzt werden können, die außerhalb nur mit erhöhtem Aufwand miteinander verflochten werden können. Die fachübergreifenden Behandlungsmöglichkeiten werden schließlich noch dadurch ergänzt, dass in der Regel intensive Kontakte zu Kooperations-Kliniken bestehen.

Eine Überweisung in eine Schmerzklinik ist dann angebracht, wenn eine bestimmte Schmerzerkrankung wie Morbus Sudeck vorliegt und die bisherigen Behandlungs-Maßnahmen nicht zu der gewünschten Schmerzlinderung geführt haben.

Eines der Hauptziele der Schmerzkliniken besteht darin, am Ende der Behandlung ein möglichst wirksames Schmerztherapiekonzept in der Hand zu haben, das dem Patienten die größtmögliche Schmerzlinderung bietet. Neben der Verringerung der Schmerzen ist es auch wichtig, die krankheitsbedingten Beeinträchtigungen im Alltag und die eingeschränkte Lebensqualität zu verbessern.

Ambulante Behandlung

Wenn der niedergelassene behandelnde Arzt seine Therapiemöglichkeiten ausgeschöpft hat, ein stationärer Klinikaufenthalt jedoch noch nicht angezeigt ist, kann die Behandlung in einer Schmerzambulanz sinnvoll sein.

In der Ambulanz erfolgt eine umfangreiche Untersuchung, deren Ergebnisse in Verbindung mit der Auswertung eines Schmerzfragebogens darüber entscheiden, wie das weitere Vorgehen und die Therapie zu gestalten sind.

Die hier tätigen Ärzte entscheiden, ob eine weitere Behandlung durch die Schmerzklinikambulanz, den überweisenden Arzt oder stationär in der Schmerzklinik erfolgen soll.

Wenn die weitere Behandlung in der ambulanten Schmerzklinik stattfindet, beinhaltet diese anfangs eine engmaschige ärztliche Betreuung.

Tagesklinische Behandlung

Eine Therapiemöglichkeit, die zwischen einer ambulanten und einer stationären Behandlung angesiedelt ist, besteht in einer tagesklinischen Behandlung. Diese Therapieform ist dann relevant, wenn die ambulante Behandlung nicht ausreicht, ein stationärer Aufenthalt jedoch noch nicht angezeigt ist.

Tageskliniken unterliegen einem festen Tagesablauf. Beginnend am frühen Morgen um ca. 8.00 Uhr und andauernd bis ca. 16.00 Uhr erfolgt eine ganztägige Betreuung und Therapie. In fest stehenden Kleingruppen und durch Einzelbetreuungen erfolgen individuell angepasste Behandlungen. Diese beinhalten neben der medikamentösen Einstellung auch Physiotherapie, das Erlernen von Entspannungstechniken und Verhaltenstherapien. Darüber hinaus wird den Patienten vermittelt, wie sie durch Eigeninitiative den Heilungsprozess unterstützen können.

Je nach Ausrichtung und Ausstattung der Tagesklinik werden ergänzend zu den klassischen Therapiemethoden auch Möglichkeiten aus der komplementären Medizin eingesetzt wie beispielsweise die Akupunktur, Biofeedback und Osteopathie.

Die therapeutische Betreuung erfolgt interdisziplinär und ist sehr intensiv, indem tägliche Teambesprechungen der Therapeuten stattfinden. Diese dienen dazu, die jeweiligen Behandlungserfolge und -misserfolge festzuhalten, sowie notwendige Anpassungen der Medikamente und Therapien durchzuführen.

In vielen Großstädten sind tagesklinische Behandlungsmöglichkeiten vorhanden. Je ländlicher eine Region strukturiert ist, umso geringer ist allerdings die Wahrscheinlichkeit, dass es diese gibt.

Stationäre Behandlung

In einigen Fällen wird eine stationäre Behandlung erforderlich, um die Schmerzen effektiver behandeln zu können. Ein Klinikaufenthalt erstreckt sich in der Regel über mehrere Wochen und ermöglicht eine sehr engmaschige ärztliche Betreuung, wie sie außerhalb einer Klinik nicht gegeben ist.

Schmerzkliniken verfügen in der Regel über besondere Konzepte bei der Behandlung chronischer Schmerzerkrankungen. Durch einen intensiven Kontakt zwischen Arzt und Patient können kurzfristige Ergebnisse festgestellt werden, sodass schnelle Therapieanpassungen erfolgen können.

Ein stationärer Aufenthalt ist dann zu empfehlen, wenn die verfügbaren ambulanten Therapiemöglichkeiten ausgeschöpft sind und hier die Aussichten auf eine erfolgreiche Behandlung der chronischen Schmerzerkrankung nicht mehr gegeben sind. Er ist auch dann angezeigt, wenn die Schmerzen unerträglich sind. Auch eine stark eingeschränkte Beweglichkeit im Zusammenhang mit den Schmerzen kann Anlass für eine stationäre Behandlung sein. Darüber hinaus ist die stationäre Therapie sinnvoll, wenn eine interdisziplinäre Diagnostik notwendig ist, die durch ambulante Angebote nicht erfolgen kann.

Schmerzmanagement ist nicht immer von Erfolg gekrönt

Nicht nur die Schmerzen sind eine sehr individuelle Angelegenheit, sondern auch deren Behandlung. Für jeden Therapeuten und Patienten stellt das Schmerzmanagement immer eine große Herausforderung mit unbekanntem Ausgang dar. So schwer verständlich es auch erscheinen mag, dass es in unserer hochtechnisierten Welt kein zuverlässiges „Patentrezept" gibt, das eine garantierte Schmerzlinderung garantieren kann, so ist es dennoch Fakt, dass es tatsächlich keine Vorgehensweise gibt, die bei allen Schmerzpatienten gleichermaßen erfolgversprechend wirkt.

Es bleibt nicht aus, dass man gemeinsam mit dem behandelnden Arzt ein möglichst effektives Behandlungskonzept erarbeitet und die persönlich wirksamsten Schmerzmedikamente herausfindet. Dabei ist ein regelrechtes Ausprobieren auch heutzutage noch immer unverzichtbar. Dies betrifft die jeweiligen Präparate genauso wie deren Dosierung und eventuelle Kombinationen mit anderen Medikamenten und Therapiemaßnahmen. Das Ausprobieren bedeutet leider sehr häufig, dass der Therapieweg des Schmerzmanagements nicht immer geradeaus geht, sondern das hin und wieder auch Rückschritte oder Seitwärtsbewegungen in Kauf genommen werden müssen.

Dabei lässt es sich nicht immer vermeiden, dass die Geduld des Patienten arg strapaziert wird. Dies sind Momente, in denen man sich daran erinnert fühlt, warum man eigentlich „Patient" genannt wird. Denn schließlich heißt „Patient" nichts anders, als Geduld zu haben.

Um die Rückschritte und Niederlagen möglichst stark einzugrenzen, ist es sehr wichtig, dass der behandelnde Arzt ausführliche Beschreibungen des Patienten erhält. Hier zeigt sich, dass Schmerzen sehr subjektiv sind, sodass der Arzt nicht auf Laborwerte oder andere Vergleichswerte zurückgreifen kann, um einen Behandlungserfolg zu dokumentieren.

Je besser die Beobachtungen und Rückmeldungen des Patienten ausfallen, umso größer sind die Chancen, dass der Arzt basierend auf seiner Erfahrung als Schmerztherapeut ein erfolgreiches individuell passendes Behandlungskonzept einleitet. Da es sich bei dem Schmerzmanagement nicht um eine statische Vorgehensweise handelt, sondern sich die körperlichen Reaktionen und anderen Umstände der Erkrankung verändern können, sollte ein regelmäßiger Informationsaustausch zwischen dem Arzt und Patient erfolgen. Denn nur so besteht die Möglichkeit, auch gegebenenfalls korrigierende Maßnahmen ergreifen zu können.

Man kann sich dies so vorstellen wie eine Teamarbeit zwischen einem Rechtsanwalt und seinem Mandanten. Ein Anwalt ist immer auf möglichst viel „Input" seines Mandanten angewiesen, um eine bestmögliche Strategie entwickeln zu können. Je mehr Informationen der Anwalt von seinem Mandanten erhält, umso besser kann er ihn vor Gericht verteidigen. Man sagt nicht ohne Grund, „ein Anwalt ist nur so gut wie das Input seines Mandanten", genauso verhält es sich bei der Zusammenarbeit von Arzt und Patient bei der Behandlung von chronischen Schmerzen. Auch der Arzt kann am Ende nur so gut sein, wie er mit den jeweiligen Informationen „gefüttert" wird.

All dies zeigt auf, dass eine sehr aktive Mitarbeit des Patienten unverzichtbar ist, wenn man eine erfolgreiche Schmerzbehandlung erzielen möchte.

Doch auch trotz größter Mühen aller Beteiligten ist nicht immer sichergestellt, dass die erhoffte Schmerzfreiheit auch tatsächlich erreicht werden kann. So ist man bei einigen Patienten schon sehr dankbar, wenn die Schmerzen zwar nicht vollständig beseitigt werden können, aber diese sich doch auf ein erträgliches Maß reduzieren lassen, und die Beeinträchtigung der Lebensqualität hierdurch verbessert wird.

Das Leben mit den Schmerzen

Was die Schmerzen beim Morbus Sudeck angeht, sind sie meistens so gewaltig ausgeprägt, dass das Leben vieler Patienten sehr stark beeinträchtigt wird. Ja, die Schmerzen sind mitunter sogar so unbarmherzig und gnadenlos, dass man phasenweise glaubt, sie nicht länger aushalten zu können.

Je länger die Erkrankung andauert, umso mehr werden die Schmerzen zu einem täglichen Begleiter. Sie sind einfach immer da und bestimmen den Alltag wie kaum etwas anderes.

Ständig scheint man damit beschäftigt zu sein, die Schmerzen in den Griff zu bekommen. Gesunde Menschen haben viele Wünsche, Schmerzpatienten nur einen: Raus aus dem Schmerzkorsett. Und je länger die Krankheit schon andauert, umso größer wird dieser Wunsch, endlich von diesen unerträglichen

Schmerzen befreit zu werden. Andererseits erwecken die Schmerzen insbesondere in dieser Phase den Anschein, als würden sie gar nicht mehr entweichen.

Der Umgang mit den chronischen Schmerzen und das Aushaltenmüssen, wenn die Medikamente versagen, macht das Leben vieler Betroffenen zu einer großen Qual. Die Schmerzen zermürben regelrecht. Dies kann so weit gehen, dass bei schwerwiegenden Erkrankungen, resultierend aus dem Morbus Sudeck, Depressionen und sogar Selbstmordgedanken auftreten. Auch Verzweiflungsgedanken, die beinhalten, dass man sich das betroffene Bein oder den Arm vor lauter Schmerzen „am liebsten abhacken" möchte, sind in diesen Phasen nicht ungewöhnlich.

Die Auswirkungen der chronischen Schmerzen machen sich in fast allen Lebenslagen bemerkbar. Es kommt zu massiven Einschränkungen im Alltag, in der Haushaltsführung, bei Freizeitaktivitäten und am Arbeitsplatz. Nicht selten folgt hieraus auch ein Verlust des Arbeitsplatzes.

Kontakte zu Mitmenschen werden auf ein Minimum beschränkt. Manche Patienten ziehen sich völlig in ihre vier Wände zurück, pflegen keine Kontakte mehr zu Freunden und Bekannten und verlassen Ihr Zuhause fast gar nicht mehr. Alles ist ihnen zu viel, zu anstrengend, nicht lohnenswert. Lethargie bestimmt das ganze Leben, Hoffnung ist ein Fremdwort, und dunkle Gedanken, dem ganzen Elend selbst ein Ende zu setzen, keimen auf.

Situation der Versorgung von Schmerzpatienten in Deutschland

Das Thema „Therapien für chronische Schmerzen" war viele Jahre lang ein Stiefkind des Gesundheitswesens, und auch heute noch gibt es eine große Anzahl unterversorgter Schmerzpatienten.

Zwar hat sich in den vergangenen zwei Jahrzehnten in diesem Fachbereich extrem viel weiterentwickelt, sodass die Gesamtsituation der Schmerz-patienten-Versorgung deutlich besser geworden ist, aber noch immer gibt es in diesem Bereich manche Defizite. So gibt es immer noch viel zu viele Menschen, die trotz der modernen Medizin unter starken Schmerzen leiden oder so starke Nebenwirkungen ertragen müssen, dass dies nicht als eine Verbesserung der Lebensqualität zu bewerten ist.

Erfahrungen zeigen, dass heute noch immer bis zu 6 Jahre vergehen, bis Schmerzpatienten eine spezifische Schmerztherapie erhalten. Einer der Gründe für diese unbefriedigende Situation ist sicherlich die Tatsache, dass ein Medizinstudium das Thema „Chronische Schmerzen" nicht als Pflichtfach enthält. Somit ist davon auszugehen, dass viele Ärzte entsprechend unerfahren und fehlqualifiziert sind, wenn es um die Behandlung von CRPS-Patienten geht.

Als sehr positive Entwicklung bei der Schmerzbehandlung hingegen ist der Bereich der Schmerzambulanzen anzusehen. Diese sind inzwischen deutschlandweit fast flächendeckend angesiedelt. Sie sind häufig in Kliniken oder in örtlichen Facharztpraxen integriert.

Es ist sicherlich Fakt, dass die heutige flächendeckende Versorgung in diesem Bereich so gut wie nie zuvor ist. Ausschlaggebend für diese Entwicklung sind mehrere Faktoren. Dazu gehört auch der zunehmend aufgeklärte Patient, der deutlich mündiger und selbstständiger agiert als noch vor einigen Jahren und somit auch Behandlungen einfordert, auch wenn dies nicht immer dazu führt, dass er sie tatsächlich auch bekommt, selbst wenn sie berechtigt sind.

Und auch wenn nicht immer bei allen Patienten die erhoffte Schmerzbeseitigung erreicht werden kann, so wird doch zumindest bei vielen von ihnen eine deutliche Linderung erreicht.

Die Situation in vielen anderen Industrienationen ist hingegen deutlich schlechter. Bei der Behandlung von akuten Schmerzen geht man hier derzeit von einem Anteil von 50% der betroffenen Menschen aus, die unzureichend mit Schmerztherapien versorgt werden.

CRPS-Behandlung entsprechend der Krankheitsstadien

Es kann nicht oft und deutlich genug betont werden, dass die besten Aussichten für eine erfolgreiche Behandlung dann bestehen, wenn diese so frühzeitig wie möglich einsetzt. Da ein zu später Therapiebeginn die Erfolgsaussichten deutlich schmälert und einer Chronifizierung Vorschub leistet, beginnen heutzutage einige Therapeuten sogar schon allein bei einer CRPS-Verdachtsdiagnose mit einer Behandlung.

Diese erfolgt möglichst interdisziplinär und besteht im Idealfall aus Schmerzspezialisten, Physio- und Ergotherapeuten sowie gegebenenfalls auch aus Psychologen und Chirurgen. Hierbei sollten Therapeuten ausgewählt werden, die bereits über umfangreiche Erfahrungen mit CRPS verfügen.

Das oberste Behandlungsziel dieses sogenannten multimodalen Therapiekonzeptes besteht darin, die auftretenden Schmerzen zu lindern und die Beweglichkeit der erkrankten Extremitäten zu unterstützen und zu verbessern, um eine drohende Lähmung aufzuhalten. Die Basis der CRPS-Behandlung bildet immer die medikamentöse Therapie. Hierauf aufbauend erfolgen weitere nicht-medikamentöse Behandlungsmaßnahmen, die für eine erfolgreiche Therapie unerlässlich sind.

Da die Krankheitsentwicklung beim Morbus Sudeck extrem individuell ausgeprägt ist und sich durch eine unterschiedliche Symptomatik zeigt, dient die obige Orientierung als Grundlage, jedoch nicht als Patentrezept. Jeder Krankheitsverlauf ist äußerst unterschiedlich und muss entsprechend individuell behandelt werden.

Das Behandlungskonzept ist beim CRPS symptomorientiert und richtet sich nach dem jeweiligen Erscheinungsbild des Patienten und dem Krankheitsstadium.

Stadium 1

Im Stadium 1 hat die Behandlung der Schmerzen oberste Priorität, sodass hier die medikamentöse Therapie durch Kortikoide und nichtsteroidale Antiphlogistika, (kurz NSAR) im Vordergrund steht.

Zu diesen relativ leichten Schmerzmitteln zählen Ibuprofen, Paracetamol, Diclofenac, Metamizol und COX-2-Hemmer. Sie wirken schmerzstillend, fiebersenkend und entzündungshemmend.

Um das Fortschreiten des Knochenabbaus einzudämmen, wird bei sehr vielen Patienten Calcitonin verabreicht. Dieses wirkt sich beim CRPS auf mehrfache Weise positiv auf den Genesungsprozess aus, denn es lindert auch die Schmerzen und Schwellungen.

Die medikamentöse Therapie wird durch Ruhigstellung des erkrankten Körperteils und Lymphdrainage unterstützt. Es sind nur sehr leichte Bewegungen innerhalb der Schmerzgrenze zugelassen, während schmerzverstärkende Maßnahmen wie etwa Wärmeanwendungen, Massagen zu vermeiden sind.

Stadium 2

Wenn die leichten Schmerzmedikamente keine Linderung bewirken, kommen als nächstes stärker wirkende Schmerzmittel zum Einsatz. Dabei handelt es sich um schwache Opioide. Bei Morbus Sudeck finden sich hier die Präparate mit den Wirkstoffen Tramadol, Tilidin, Naloxon, Dihydrokodein, Kodein, Dextropropoxyphen. Auch eine Kombination mit den Nicht-Steroidalen-Antirheumatika kann zu einem Besserungserfolg führen.

Im Stadium 2 geht es mehr darum, die Beweglichkeit der Gliedmaße zu verbessern bzw. zu erhalten. Hier kommen die Physio- und Ergotherapie zum Einsatz, die passive und aktive Übungseinheiten beinhalten und innerhalb der Schmerzgrenze möglich sind. Bewegungen, die Schmerzen auslösen, sind unbedingt zu unterlassen, das gilt auch für die krankengymnastischen Übungen, die sich an die individuelle Schmerzgrenze halten sollten.

Stadium 3

Bringen die schwachen Opioide keine Besserung und klagen die Patienten über unerträgliche extreme Schmerzen, können die stark wirksamen Opioide der Stufe 3 verabreicht werden. Dazu gehören für CRPS-Patienten z. B. Morphin und Buprenorphin. Neben den Darreichungsformen Tropfen, Tabletten, Kapseln, Pulver oder Retardmittel sind auch Hautpflaster und Injektionen möglich. Es finden sich weiterhin Analgetika, die Morphin enthalten.

Viele Patienten haben Bedenken gegen Morphine aufgrund des möglichen Suchtpotentials oder auftretender Rauschzustände, die unter der Einnahme entstehen könnten. Die Medikation ist selbstverständlich zu überwachen, jedoch sind die Ängste heute nicht mehr ganz so begründet wie noch in früherer Zeit. Heutige Präparate sind so ausgerichtet, dass ihr Wirkstoff langsam und wohl dosiert abgegeben wird und in erster Linie im Schmerzzentrum wirkt. Allerdings können die Nebenwirkungen der Opioide dem Patienten zu schaffen machen. Daher sind mitunter zusätzlich vorbeugende Medikamente gegen die Nebenwirkungen erforderlich.

Aufbauend auf der medikamentösen Behandlung werden im Stadium 3 weitere Therapiemaßnahmen herangezogen und zwar diejenigen, die in den ersten beiden Krankheitsphasen noch nicht eingesetzt wurden. Schwerpunkt bilden hier die aktiven Bewegungsübungen, die die noch vorhandene Muskulatur fördern und kräftigen sollen. Hierzu gehören neben Massagen, Bädern (z. B. Kohlensäurebäder) und Fangopackungen auch die verschiedenen Methoden der Elektrotherapie, wenngleich letztere auch von vielen Therapeuten schon in den früheren Krankheitsphasen eingesetzt werden.

Medikamentöse Behandlung

Schmerzlinderung und Schmerzbekämpfung stehen bei der CRPS-Behandlung an vorderster Stelle und spielen insbesondere aufgrund der oft vordergründig vorhandenen Dauerschmerzen eine herausragende Rolle innerhalb des Therapiekonzeptes. Dabei kommen unterschiedliche Medikamente aus verschiedenen Gruppen zum Einsatz, je nach Stadium und Schmerzsymptomatik. Es gibt keine speziellen Medikamente, die explizit für die Behandlung von Morbus Sudeck vorgesehen sind, sondern man bedient sich hier einer Vielzahl unterschiedlicher Medikamente. Diese reichen von Schmerzmitteln, Nervenblockern bis hin zu Antidepressiva.

Entzündlich bedingte Schmerzen

Cremes und Salben, die Dimethylsulfoxid enthalten, sind im Frühstadium eine schmerzlindernde Option, wenn es sich um eine akute Entzündung handelt. Hierzu wird der Arzt zunächst herausfinden, ob die Schmerzen durch Entzündungen hervorgerufen werden.

Dauerschmerzen, die aufgrund von Entzündungen entstehen, werden in erster Linie mit nicht-steroidalen Antirheumatika behandelt, während bei Schmerzen ohne Entzündung und bei angezeigter Indikation Morphinderivate eingesetzt werden. Die Behandlung sollte jedoch nicht über einen längeren Zeitraum erfolgen.

Antidepressiva

Viele Patienten können aufgrund der Schmerzen nachts nicht schlafen, auch die Psyche wird durch den Dauerschmerz überstrapaziert und reagiert mit depressiven Momenten, oder es bildet sich eine tiefer gehende Depression heraus. Hier haben sich Trizyklische Antidepressiva bewährt, die oft in Kombination mit einem Schmerzmittel gegeben werden. Sie können dabei helfen, die Dosierung der Schmerzmedikamente zu verringern.

Linderung der Schmerzen und Schwellung

Eine schmerzlindernde und abschwellende Wirkung erreicht man durch Calcitonin, einem Peptidhormon, das auch im Körper vorkommt. Es hemmt zudem den Knochenabbau (Osteoklastenhemmung).

Medikamente zur Muskelentspannung

Ebenso sind Antiepileptika, die auch schmerzlindernd wirken, für CRPS-Patienten mit stark ausgeprägter Berührungsempfindlichkeit einsetzbar. Gegen Muskelkrämpfe und zur Muskelentspannung werden die Medikamente Clonazepam und Baclofen eingesetzt.

Betäubungsmittel

Auch die dauerhafte Blockade mittels eingepflanzten Katheters, über den das Betäubungsmittel injiziert wird, gilt als Therapieoption, wenn andere Medikationen bisher erfolglos geblieben sind. Durch diese Behandlung kann eine verbesserte Durchblutung, die gerade für CRPS-Patienten sehr wichtig ist, erzielt werden.

Antiepileptika

Antiepileptika werden eigentlich zur Behandlung von Epilepsie eingesetzt, wie der Name schon vermuten lässt. Jedoch haben sich diese Medikamente auch bei einigen anderen Indikationen als sehr hilfreich und schmerzlindernd gezeigt, sodass sie unter anderem auch bei CRPS zum Einsatz kommen können. Hier erfolgt die Verabreichung hauptsächlich bei Patienten, die von starken Berührungsempfindlichkeiten betroffen sind.

Nervenblockade durch Lokalanästhesie

Mit der therapeutischen Lokalanästhesie zeigt sich eine weitere Möglichkeit der Schmerzlinderung bei Morbus Sudeck. Diese kommt in Betracht, wenn die anderen medikamentösen Behandlungsmaßnahmen erfolglos verlaufen sind und ein sympathisch unterhaltener Schmerz vorliegt. Um dieses herauszufinden, erfolgt vor der Durchführung der Nervenblockade zunächst eine diagnostische Sympathikusblockade. Hiervon spricht man dann, wenn die Injektion am Nerv durchgeführt wird, der den Schmerz leitet.

Bei der Nervenblockade (Sympathikusblockade) werden dem Patienten lang wirksame Betäubungsmittel in die betroffene Körperstelle gespritzt. Die Schmerzen können hierdurch quasi abgeschaltet werden.

3-Stufenplan der Weltgesundheitsorganisation (WHO):

Die Möglichkeiten in der medikamentösen Schmerzbehandlung sind heutzutage sehr umfangreich, sodass man nicht nur als Laie den Überblick verlieren kann. Ärzte orientieren sich bei der Verordnung von Schmerzmedikamenten an dem anerkannten und vorgegebenen Stufenplan der Weltgesundheitsorganisation (WHO) für die medikamentöse Behandlung von chronischen Schmerzen, in dem der Einsatz der jeweiligen Medikamente immer von der Stärke der Schmerzen abhängig ist. Der Plan gliedert sich in 3 Stufen:

1. Stufe: Entzündungshemmende Medikamente (leichte Schmerzmittel)

Wenn die Schmerzen noch nicht sehr stark ausgeprägt sind, versuchen viele Betroffene zunächst durch eigenes Ausprobieren mit frei zugänglichen Schmerzmitteln, ihre Beschwerden in den Griff zu bekommen.

Hier kommen Medikamente in Betracht, die zu der Gruppe der nichtsteroidalen Antirheumatika (NSAR) gehören wie etwa Ibuprofen und Diclofenac. Derartige Präparate sind bei einer Dosierung bis zu 400 mg pro Tablette nicht verschreibungspflichtig.

Auch rezeptfreie Medikamente sind nicht frei von möglichen Nebenwirkungen. Insbesondere bei einer längerfristigen Einnahme und einer zu hoch gewählten Dosierung steigt das Risiko, dass nicht nur allergische Reaktionen und Hautausschläge auftreten, sondern auch Schäden der Leber und Nieren.

Die in der ersten Stufe des WHO-Therapieschemas angesiedelten entzündungshemmenden Medikamente setzen an den sogenannten Prostaglandinen an. Diese entstehen stets bei Entzündungen und reizen als Botenstoffe die geschädigten Nervenenden. Die entzündungshemmenden Präparate werden verabreicht, damit keine Prostaglandine mehr produziert werden und infolgedessen die Schmerzen nachlassen.

Die Wirksamkeit lässt bei vielen Präparaten dieser Medikamentengruppe nach einigen Stunden nach, sodass über den Tag verteilt eine mehrmalige Einnahme erforderlich ist.

2. Stufe (mittelstarke Schmerzmittel)

Wenn die Schmerzmittel der Stufe 1 nicht mehr ausreichend wirken, kommen Präparate der Stufe 2 zur Anwendung. Hierbei handelt es sich meist um schwache Opioide und somit um eine Wirkstoffgruppe, die eine deutlich stärkere schmerzreduzierende Wirkung zeigt, sowie eine Linderung von

Missempfindungen erreichen kann. Zu dieser Medikamentengruppe zählen Wirkstoffe wie Codein, Tramadol und Naloxon.

Medikamente der Stufe 2 sind oftmals sehr effektiv in der Kombination mit Präparaten der Stufe 1

3. Stufe (Opiate)

Bei einem schwerwiegenden Krankheitsverlauf des Morbus Sudeck lassen sich die Schmerzen bei vielen Patienten nur durch den Einsatz von stark wirksamen Opiaten unter Kontrolle bringen. Der Schritt zu diesen Medikamenten kommt erst dann in Betracht, wenn alle Maßnahmen der Stufen 1 und 2 keinen Erfolg mehr verzeichnen können. Der bekannteste Vertreter der stark wirksamen Opiate ist das Morphin.

Die Wirksamkeit der starken Opiate kommt dadurch zustande, dass diese im Gehirn und Rückenmark eine schmerzhemmende Situation erreichen.

Möglich ist bei einigen Patienten auch eine Kombinationstherapie, bestehend aus einem starken Opiat und einem Dopaminagonisten. Diese Kombination hat den Vorteil, dass die Dosierung beider Substanzen niedriger angesetzt werden kann, sodass häufig die Nebenwirkungen reduziert werden können. Diese zeigen sich unter anderem durch Schwindel, Erbrechen, Übelkeit und eine starke Müdigkeit, die insbesondere tagsüber auftritt.

Bei chronischen Schmerzen, wie sie typisch sind beim CRPS, kommen in der Regel sogenannte Retardpräparate zum Einsatz. Hierbei wird der Wirkstoff langsam und gleichmäßig freigesetzt. Erhältlich sind diese in Form von Pflastern, Tabletten und Spritzen.

Bevorzugt werden opiathaltige Schmerzpflaster verwendet, weil der enthaltene Wirkstoff nach seiner Freisetzung zuerst ins Blut übergeht und somit den Magen-Darm-Trakt umgeht und schont. Nebenwirkungen, die den Verdauungstrakt betreffen, können damit deutlich reduziert werden. Die Pflaster können auf alle Körperbereiche geklebt werden, allerdings sollte eine Fläche bevorzugt werden, die nicht ständig in Bewegung ist wie der Bauch oder Rücken.
Bei Pflastern ist im Vergleich zu Tabletten keine kurzfristige Dosisanpassung möglich, sodass diese hauptsächlich bei Schmerzformen eingesetzt werden, die in ihrer Ausprägung gleichbleibend sind.

Grundsätzlich unterliegen die stark wirksamen Opiate der Betäubungsmittelverordnung.

Überwachung der Medikamenteneinnahme

Die genaue Überwachung der Medikamentengabe und der Wirkweise erfolgt durch Arzt und Patient gleichermaßen. Im besten Fall wird ein entsprechendes Schmerztagebuch unter Angabe der eingesetzten Medikamente geführt, um den Behandlungsverlauf exakt zu dokumentieren. Das ist auch für den weiteren Verlauf der Behandlungen von großer Bedeutung.

Neben- und Wechselwirkungen der Medikamente, die bei Morbus Sudeck zur Anwendung kommen, dürfen nicht mit bereits bestehenden Krankheitsbildern oder anderen Medikamenten kollidieren. Besonders bei Schwangerschaft und Kindern, die an Morbus Sudeck erkrankt sind, ist die medikamentöse Indikation besonders abzuwägen und wenn möglich, durch andere Therapiemöglichkeiten zu ersetzen.

Die Verträglichkeit der Medikamente spielt eine weitere Rolle, so dass sich die richtige Medikation im Einzelfall, auch durch das „Austesten" verschiedener Medikamente, erst herausstellen kann. Die ärztliche Kunst des behandelnden Therapeuten zeigt sich schließlich darin, dass dieser die Medikamente mit sehr viel Bedacht auswählt und zwar nur so viel wie nötig und so wenig wie möglich verordnet.

Mögliche Nebenwirkungen der Medikamente

Wenn es um die Behandlung von chronischen Schmerzen geht, steht deren Linderung im Fokus des Geschehens. Leider geraten dabei andere Aspekte allzu schnell in den Hintergrund, insbesondere was die Thematik potentieller Nebenwirkungen und Langzeitfolgen angeht. So gehen Ärzte und Patienten allzu oft sehr leichtsinnig mit den Medikamenten um, ohne die Risiken der enthaltenen Wirkstoffe zu hinterfragen oder ihr Potential an Nebenwirkungen und Langzeitfolgen zu bedenken.

Da wird auf der einen Seite zwar das Ziel erreicht, die Schmerzen zu lindern oder ganz zu beseitigen, aber dafür treten auf der anderen Seite womöglich neue unerwünschte Symptome in Form von Nebenwirkungen auf, die nicht minder zu einer deutlichen Beeinträchtigung im Alltag führen können und insbesondere für berufstätige Patienten eine extreme Belastung bedeuten.

Patienten, die sehr starke Schmerzmedikamente einnehmen, sind besonders häufig von Nebenwirkungen betroffen. Und da bei intensiven Schmerzen, wie sie beim CRPS meist auftreten, hoch dosierte Medikamente erforderlich sind, um überhaupt eine Linderung zu verspüren, muss auch immer mit Nebenwirkungen gerechnet werden.

Oftmals kommt es im Laufe der Zeit zu deutlichen Verbesserungen der Medikamentenverträglichkeit, sodass die Beschwerden nur zu Beginn der Therapie stärker ausgeprägt sind. Nicht immer macht es daher Sinn, die verordneten Medikamente schnell wieder abzusetzen, sobald sich die ersten Anzeichen von Nebenwirkungen zeigen. Doch ist es im Voraus nie abzusehen, welchen Verlauf die (Un-)Verträglichkeit nimmt, und wie lange die Symptome andauern werden.

Das Auftreten von Nebenwirkungen ist auf verschiedene Gründe zurückzuführen. Einerseits kann es an sehr hohen Dosierungen liegen, aber auch allergische Reaktionen können verantwortlich sein. Manchmal treten die Nebenwirkungen nur zu Beginn der Therapie auf, sodass diese im Laufe der Zeit abnehmen oder vollständig verschwinden.

Nebenwirkungen werden in der Regel zunächst von den Patienten selbst festgestellt. Trotzdem ist es wichtig, dass auch die Angehörigen mögliche Veränderungen beobachten und diese auch äußern. Dabei sollte man sich nicht nur an dem Beipackzettel orientieren, sondern auch Reaktionen dokumentieren, die hier nicht aufgeführt sind. Sobald Symptome auftreten, ist der behandelnde Arzt immer der erste Ansprechpartner, denn er kann beurteilen, ob es sich um harmlose oder schwerwiegende Nebenwirkungen handelt.

Damit dieser die Verträglichkeit und Wirksamkeit der verordneten Medikamente einschätzen kann, sollten regelmäßig Gespräche mit ihm stattfinden. Denn er kann nur Gegenmaßnahmen ergreifen, wenn er über ausreichende Rückmeldungen verfügt. Woher soll er sonst erfahren, dass möglicherweise Magenschmerzen auftreten, eine extreme Müdigkeit vorhanden ist oder anderweitige Beschwerden signalisieren, dass möglicherweise ein Medikamentenwechsel angezeigt ist?

Vor Beginn der Medikamenteneinnahme sollte man die beigefügte Packungsbeilage intensiv lesen, um von eventuellen Nebenwirkungen nicht völlig überrascht zu werden.

Aus rechtlichen Gründen sind die heutigen Ausführungen der Beipackzettel so umfangreich, dass man kaum Lust verspürt, diese wirklich genau zu lesen, andererseits sind mitunter so viele mögliche Nebenwirkungen aufgeführt, dass man mehr Angst vor diesen bekommt als vor seiner eigentlichen Erkrankung. Die Praxis zeigt, dass sich vieles in diesen Ausführungen schlimmer anhört, als es am Ende tatsächlich ist.

Bei großen Unsicherheiten ist ein Gespräch mit dem behandelnden Arzt sicher die bessere Lösung, als sich verrückt zu machen oder auf die Medikamenteneinnahme zu verzichten. Besprechen Sie daher mit ihm Ihre Bedenken und Ängste.

Ein großes unterschätztes Thema sind im Zusammenhang mit möglichen Nebenwirkungen aber auch potentielle Wechselwirkungen mit anderen Medikamenten. Während im Bereich der Nebenwirkungen in den letzten Jahren sehr Vieles im Sinne des Verbraucherschutzes erreicht worden ist, lässt dies hinsichtlich der Wechselwirkungen noch zu wünschen übrig. Viele der möglichen Medikamentenwirkungen untereinander sind wissenschaftlich nämlich noch längst nicht erforscht.

Nicht immer sind die auftretenden Nebenwirkungen lebensbedrohlich, aber auch zunächst relativ harmlos erscheinende Unpässlichkeiten können die betreffenden Patienten „nerven" und im Alltag stark beeinträchtigen. Grundsätzlich reagiert jeder Mensch anders bei der Einnahme von Medikamenten. Von Schmerzmitteln ist bekannt, dass sie hauptsächlich zu Müdigkeit, Schwindel und Übelkeit führen. Aber auch Verdauungsprobleme in Form von Verstopfung oder Durchfall sind keine Seltenheit.

Bluthochdruck

Einige Schmerzmittel erhöhen den Blutdruck ganz erheblich. Somit besteht bei Patienten, die zuvor nicht von Bluthochdruck betroffen waren, diesen aufgrund der Medikamenteneinnahme zu entwickeln. Patienten, die bereits einen hohen Blutdruck aufweisen, tragen ein erhöhtes Risiko, dass dieser in gefährlichem Maße ansteigt.

Der starke Einfluss von Schmerzmedikamenten auf den Blutdruck wird darauf zurückgeführt, dass diese Medikamente wahrscheinlich die Stoffe im Körper hemmen, die eigentlich für eine Entspannung der Blutgefäße sorgen, was eine Senkung des Blutdrucks zur Folge hat.

Magenschmerzen

Zu den durch Schmerzmedikamente ausgelösten Nebenwirkungen gehören insbesondere Magenschmerzen. Auch die Gefahr von Magenblutungen sowie die Entstehung von Magengeschwüren aufgrund von Schmerzmitteln sind bekannt.

Da Schmerzmedikamente unterschiedliche Wirksubstanzen enthalten, ist ihr Einfluss auf die Wände des Verdauungstraktes sehr unterschiedlich. Während einige sehr verträglich sind, reagieren andere Schmerzmittel deutlich aggressiver.

Um die Magenschleimhaut zu schützen, verordnen viele Ärzte vorbeugend Protonenpumpenhemmer. Bei einer langfristig angelegten Einnahme der Schmerzmedikamente sollte der Magen-Darmbereich regelmäßig durch Kontrolluntersuchungen aufgrund des erhöhten Risikos von Magengeschwüren und einer Schleimhautblutung überprüft werden.

Durchfall

Durchfall im Zusammenhang mit der Einnahme von Schmerzmitteln zu verhindern oder abzumildern, ist durch eine gleichzeitige Einnahme von Nahrung möglich.

Die Einnahme von Kohletabletten sollte vermieden werden, weil hierdurch wichtige Bestandteile der Medikamente gebunden werden können und deren Wirksamkeit beeinträchtigt wird.

Müdigkeit

Von vielen Patienten wird eine stark ausgeprägte Müdigkeit und Schläfrigkeit beklagt. Sie führt dazu, dass für die Bewältigung des Arbeitsalltags die erforderliche Energie fehlt. Zwischen der Erledigung einzelner Aufgaben sind immer wieder Pausen nötig. Die Müdigkeit geht oftmals mit Konzentrationsmangel einher. Selbst einfach ausführbare Erledigungen werden hierdurch zu einer großen Herausforderung, und nur ein fest durchgeplanter Tagesablauf mit regelmäßigen Ruhephasen ermöglicht den Patienten einen halbwegs erträglichen Alltag.

Wie lange die Müdigkeitsphase andauert, lässt sich nicht im Voraus sagen. Häufig ist sie zu Beginn der Medikamenteneinnahme stärker ausgeprägt und lässt im Laufe der Zeit nach. Um die Müdigkeit tagsüber einzudämmen, kann es hilfreich sein, die Medikamente abends einzunehmen, kurz bevor man sowieso schlafen geht.

Tagsüber kann sich eine aktive Anregung des Kreislaufs als nützlich erweisen. Hier kann mehr körperliche Bewegung helfen, soweit dies die Erkrankung zulässt. Regelmäßiges Fahrradfahren, Trampolinspringen oder Treppenlaufen können hier sehr effektiv sein. Diese Bewegungseinheiten sollten möglichst rechtzeitig erfolgen, bevor die Müdigkeit überhandnimmt und keine Aktivitäten mehr zulässt.

Schwindel

Bei Medikamenteneinnahmen zählt Schwindel zu den häufigsten möglichen Nebenwirkungen. Schwindel reduziert sich jedoch sehr häufig im Laufe der Zeit, je länger die Medikamente eingenommen werden.

Auch wenn Schwindel hauptsächlich als ein lästiges, aber dennoch eher harmloses Symptom empfunden wird, sollten die Gefahren, die mit dem Schwindel einhergehen können, nicht unterschätzt werden. Hier ist besonders die erhöhte Sturzgefahr zu nennen. Da Schwindel aber auch ein Hinweis auf Herzrhythmusstörungen sein kann, die durch eine Medikamenteneinnahme entstehen, sollte unbedingt der Arzt über den Schwindel informiert werden.

Wenn schwerwiegende Auslöser des Schwindels ausgeschlossen werden können und zunächst kein Medikamentenwechsel in Frage kommt, kann man sich durch einige Verhaltensmaßnahmen wie beispielsweise langsames Aufstehen oder auch homöopathische Präparate wie etwa Vertigo Heel Tabletten weiterhelfen.

Teilnahme am Straßenverkehr

Durch Schmerzmedikamente können vielfältige Nebenwirkungen auftreten, die nicht nur zu unangenehmen Symptomen führen, sondern auch zu spürbaren Beeinträchtigungen im Alltag. Eine davon ist die Teilnahmefähigkeit am Straßenverkehr, die in Einzelfällen aufgrund der Medikamente nicht mehr gegeben ist und sowohl das Auto-, Motorrad- und Fahrradfahren betrifft. Dies bezieht sich insbesondere auf eine mögliche Einschränkung der Reaktionsgeschwindigkeit sowie der Orientierung.

Setzt man sich trotz dieser Beeinträchtigungen hinter ein Lenkrad oder führt am Arbeitsplatz schwere Maschinen, so gefährdet man nicht nur sich selbst, sondern auch die Mitmenschen, die unverschuldet in einen möglichen Unfall verwickelt werden können.

Durch plötzliches Absetzen der Medikamente wird im Übrigen nicht eine sofortige Fahrtauglichkeit erreicht – in diesem Punkt unterliegt so mancher Patient einem gefährlichen Trugschluss.

Wer unsicher ist, ob die Schmerzmedikamente eine Teilnahme am Straßenverkehr oder bestimmte Aktivitäten am Arbeitsplatz zulassen oder nicht, sollte unbedingt seinen behandelnden Arzt zu diesem Thema befragen. Ohnehin ist dieser dazu verpflichtet, die Fahrtauglichkeit des Patienten einzuschätzen und ihn gegebenenfalls entsprechend zu informieren. Damit der Arzt nicht haftbar gemacht werden kann für mögliche Unfälle, die im Zusammenhang mit der

Einnahme von Medikamenten eintreten, lässt sich dieser in der Regel von seinem Patienten schriftlich bestätigen, dass er über die Gefahren einer unangebrachten Teilnahme am Straßenverkehr aufgeklärt hat.

Damit der Arzt seine Zustimmung für eine Teilnahme am Straßenverkehr erteilt, wird er den allgemeinen Gesundheitszustand des Patienten berücksichtigen, aber auch dessen Therapiezuverlässigkeit. Es kann sein, dass er seine Zustimmung erst nach der Einstellungsphase der Medikamente erteilt, da es in dieser Phase besonders häufig zu Einschränkungen der Aufmerksamkeit kommt.

Die Zustimmung des Arztes für eine Teilnahme am Straßenverkehr ist übrigens kein „Persilschein". So ist der Patient dazu angehalten, seine Fahrtauglichkeit vor jeder Fahrt unbedingt auch mit der nötigen Selbstkritik einzuschätzen. Und wenn trotz der Medikamenteneinnahme Alkohol konsumiert wird, sollte aufgrund der Verstärkung der Nebenwirkungen durch den Alkohol auf das Autofahren etc. verzichtet werden.

Bei der Einnahme von Opioden ist es ratsam, einen entsprechenden Ausweis mit sich zu führen. In diesem Opioid-Ausweis wird vom Arzt dokumentiert, dass die Medikamenteneinnahme erforderlich ist. Erhältlich ist der Ausweis bei der Deutschen Gesellschaft für Schmerztherapie e.V. (DGS) in Oberursel.

Trockener Mund

Wie lästig ein trockener Mund ist, kann man sich meist erst vorstellen, wenn man dies selbst erlebt hat. Diverse Medikamente, so auch einige Schmerzmittel und Antidepressiva, können zu einem derart trockenen Gefühl im Mund führen, dass die Zunge am Gaumen zu kleben scheint. Dies ist insbesondere beim Sprechen störend. Aber auch das Gefühl, immerzu einen trockenen Mund zu haben, kann ziemlich lästig sein.

Um diese Unannehmlichkeiten etwas einzudämmen, fühlt man sich erst sicher, wenn man stets etwas zum Trinken griffbereit hat. Auch Lutschbonbons oder Kaugummis können in der Not helfen. Unangenehm kann es auf Flugreisen werden, weil hier das Mitführen größerer Trinkmengen aufgrund von Sicherheitsvorkehrungen untersagt ist. Eine vom Arzt unterzeichnete Bestätigung, dass aufgrund gesundheitlicher Probleme das Mitführen von Trinkwasser benötigt wird, kann hier sehr nützlich sein.

Verstopfte Nase

Bei einigen Patienten kommt es im Zusammenhang mit der Einnahme von Schmerzmitteln zu einer verstopften Nase. Dies wird von den Betroffenen hauptsächlich als lästig empfunden, weil dies zu einer starken Behinderung der Nasenatmung führen kann. Während bei einigen Patienten noch eine geringfügige Atmung durch die Nase möglich ist, wird sie bei anderen völlig unmöglich.

Mit der Anwendung von Nasenspray kann zwar in vielen Fällen eine Abschwellung erreicht werden, allerdings zieht dies in der Regel ein Austrocknen der Nasenschleimhaut nach sich, was nicht unbedingt weniger lästig ist als die verstopfte Nase selbst. Eine langfristige Anwendung von Nasenspray birgt außerdem ein nicht zu unterschätzendes Suchtpotential.

Eine sanftere Methode bietet hier für viele Patienten eine sogenannte Nasendusche, die es in der Apotheke und in Sanitätshäusern zu kaufen gibt. Sie wird mit einer Salzlösung gefüllt, die man langsam in ein Nasenloch einführt und über das andere Nasenloch wieder abfließt. Anschließend erfolgt ein Seitenwechsel, sodass die Nasendusche an dem anderen Nasenloch angesetzt wird.

Durch den Spüleffekt der Salzlösung werden nicht nur unerwünschte Erreger aus der Nase herausgeschleust, sondern es erfolgt auch eine sehr effektive Befeuchtung der Nasenschleimhaut.

Verstopfung

Durch die Einnahme von Schmerzmedikamenten kann eine Verlangsamung der Darmbewegungen auftreten, insbesondere ist dies von starken Präparaten und Opiaten bekannt.

Abführzäpfchen und Einläufe führen hier schnell zu einer Linderung, indem diese eine Entleerung des Enddarms auslösen.

Weitere Risiken

Nicht nur mögliche Neben- und Wechselwirkungen sollten zu einer genau überdachten Einnahme von Schmerzmedikamenten führen, sondern auch das Risiko, dass schwerwiegende Erkrankungen auftreten können, darf nicht unterschätzt werden.

Aufgrund von Studien weiß man von einigen Schmerzmedikamenten, dass durch deren Einnahme ein um das Vierfache erhöhtes Herz-Kreislauf-Risiko besteht. So ist besonders bei älteren Patienten, die Herz-Kreislaufprobleme aufweisen, besondere Vorsicht angezeigt, wenn es um die Verabreichung von Schmerzmitteln geht.

Großes Aufsehen erzeugte vor einigen Jahren das frei verkäufliche Schmerzmedikament Paracetamol. Seinerzeit wurde bekannt, dass es bei falscher Dosierung zu schweren Schäden der Leber führen kann. Als aufgrund von Überdosierungen diverse Todesfälle zu beklagen waren, wurde 2009 die Tablettenanzahl pro Medikamentenpackung begrenzt.

Bei einigen Schmerzmitteln besteht außerdem ein Risiko für die Nieren, indem nicht nur eine Einschränkung der Nierenfunktion, sondern auch akutes Nierenversagen möglich ist.

Hände weg von medikamentöser Selbstbehandlung

Eine Behandlung der Schmerzen gehört immer in erfahrene professionelle Hände und sollte niemals in Eigenregie erfolgen.

Viele Menschen sind sich nicht über mögliche Nebenwirkungen von Medikamenten bewusst. Insbesondere wenn es sich um frei verkäufliche Produkte handelt, ist ein leichtfertiger Umfang heutzutage an der Tagesordnung. Gemäß dem Motto „was man frei verkäuflich in der Apotheke erhält, kann ja nicht schädlich sein", werden Medikamente wahllos eingeworfen, ohne zu bedenken, dass Nebenwirkungen, Wechselwirkungen oder sonstige Beeinträchtigungen hierdurch auftreten können.

Wie leichtfertig insbesondere mit Schmerzmitteln umgegangen wird, zeigt sich auch an dem Umstand, dass weniger als 20% dieser Medikamente von einem Arzt verordnet werden. Dabei gilt insbesondere für Schmerzmedikamente, dass sie bei weitem nicht so harmlos sind, wie sie von Laien meistens eingeschätzt werden. Die Realität sieht heutzutage so aus, dass jedes Jahr geschätzte 3.300 Menschen aufgrund ihres sorglosen Umgangs mit Schmerzmedikamenten im Krankenhaus behandelt werden. Auch tödliche Ausgänge aufgrund des Medikamentenmissbrauchs sind weitaus häufiger zu beklagen, als dies im Allgemeinen bekannt ist. Die derzeit verfügbaren Zahlen sind nur sehr vage, sodass davon auszugehen ist, dass eine weitaus größere Dunkelziffer vorhanden ist, als bislang angenommen.

Dass diese Entwicklung nicht von der Hand zu weisen ist, zeigt auch der jüngste Vorstoß des Bundesinstituts für Arzneimittelsicherheit (BfArM), bei dem es darum geht, frei verkäufliche Schmerzmittel möglichst nur noch in kleinen Packungsgrößen frei zugänglich zu machen. Dabei soll eine Behandlungsdauer von maximal 4 Tagen mit derartigen Packungen abgedeckt werden.

Anlass für diese geplante Verordnung (Stand Juni 2012) ist die Feststellung, dass Schmerzpatienten oftmals ohne jegliche ärztliche Betreuung entsprechende Medikamente über einen sehr langen Zeitraum hinweg einnehmen. Vorkommnisse in der Vergangenheit, wo es allzu oft zu gefährlichen und therapiebedürftigen Nebenwirkungen gekommen ist, will der Gesetzgeber zum Anlass nehmen, diesem laxen Umgang mit Medikamenten – sicherlich zum Unmut der Pharmaindustrie - einen Riegel vorzuschieben.

Das Bundesinstitut für Arzneimittel und Medizinprodukte (BfArM) sieht sich in dieser Situation als Überwachungsbehörde in der Verantwortung, durch diese neue Verordnung den Verbraucherschutz stärken zu müssen, um schwerwiegende Nebenwirkungen und Folgeerscheinungen durch den einfachen Zugang zu frei verkäuflichen Schmerzmedikamenten zukünftig einzudämmen.

Dieser Vorstoß des BfArMs zeigt sehr deutlich auf, dass ein leichtfertiger Umgang mit Schmerzmedikamenten unbedingt eingeschränkt werden muss, wenngleich er sicherlich auch durch einen derartig angedachten Gesetzesentwurf nicht völlig verhindert werden kann. Dennoch wird auch durch den Vorstoß sehr deutlich, dass ein verantwortungsvoller und gewissenhafter Umgang mit Schmerzmedikamenten unbedingt erforderlich ist und dieser in die Hände von erfahrenen Medizinern gehört.

Im Übrigen wirken frei verkäufliche Schmerzmedikamente bei der Behandlung des Morbus Sudeck in vielen Fällen ohnehin nur sehr unbefriedigend, sei es, dass sie nicht die notwendigen Inhaltstoffe enthalten oder dass die Dosierung nicht ausreichend ist.

Physiotherapie

Die Physiotherapie darf in einem ausgereiften Therapiekonzept für CRPS-Patienten nicht fehlen, denn sie gehört zu den wichtigsten Säulen der CRPS-Behandlung. Sie nimmt sozusagen eine Schlüsselrolle in dem gesamten Behandlungskomplex ein. Entsprechend wichtig ist es, dass man einen wirklich gut ausgebildeten Therapeuten findet, der im Idealfall schon auf viel Erfahrung mit Morbus Sudeck zurückgreifen kann und die Tücken dieser Erkrankung kennt.

Zwar kann durch die Physiotherapie die Erkrankung im Allgemeinen nicht geheilt werden, aber sie kann einen wesentlichen Beitrag dazu leisten, dass die Auswirkungen der Krankheit wie etwa die Schmerzempfindung sowie die Funktionsstörungen und -ausfälle gelindert werden.

Außerdem dienen die unterschiedlichen Maßnahmen der Physiotherapie dazu, die Beweglichkeit der betroffenen Gliedmaßen langsam wieder herzustellen und zu trainieren, sie helfen bei der Koordination und stärken das allgemeine Wohlbefinden. Zudem wird gleichzeitig die allgemeine Beweglichkeit gefördert, denn CRPS-Patienten neigen durch die Schmerzen nicht selten zur völligen Vermeidung von Bewegung. Die allerdings ist für den gesamten Körper von großer Bedeutung.

Die Techniken und Anwendungen in der Physiotherapie sind vielseitig, und so setzt sich die Therapie auch oft aus vielen unterschiedlichen Bausteinen zusammen, sodass in diesem Bereich einige Therapiemaßnahmen auch parallel ablaufen.
Diese orientieren sich am jeweiligen Stadium der Krankheit, damit die Belastung für den Patienten insbesondere bei den krankengymnastischen Übungen nicht zu groß wird. Auch kann nicht jeder Patient nach „Schema F"

behandelt werden, da es nicht immer leicht ist, die Stadien der Erkrankung eindeutig voneinander abzugrenzen. Hinzukommt, dass die CRPS-bedingten körperlichen Beeinträchtigungen sehr individuell in Erscheinung treten.

Ein fundiertes Therapiekonzept, das alle notwendigen Bausteine der Physiotherapie enthält, erfolgt dabei im Idealfall immer in Kombination mit weiteren Therapieansätzen, z. B. der medikamentösen Therapie, Ergotherapie und Psychotherapie.

Krankengymnastik

Krankengymnastik, aktive und passive Bewegung, nehmen einen großen Stellenwert in der Physiotherapie und speziell bei Morbus Sudeck ein. Dabei ist es wichtig, sich am Befinden, dem Schmerzzustand und dem jeweiligen Stadium der Krankheit zu orientieren. Wenn der Gesundheitszustand die Durchführung bestimmter Übungen nicht ermöglicht, sollten stattdessen andere schmerzfreie Trainingseinheiten erfolgen.

Im Anfangsstadium (Stadium 1) ist vor allen Dingen die Entlastung der betroffenen Extremität wichtig. Das gelingt durch Ruhigstellung und Hochlagerung. Der Patient führt zunächst nur leichte Bewegungen in den schmerzfreien Bereichen des Körpers aus. Wenn dies möglich ist, kann auch ein vorsichtiges aktives und passives Bewegen der betroffenen Körperteile erfolgen.

In Stadium 2 stehen dann aktive Bewegungen der betroffenen Extremität durch den Patienten auf dem Programm, die jedoch die Schmerzgrenze nicht überschreiten dürfen. Das heißt, die Bewegung kann so weit ausgeführt werden, wie es dem Patienten ohne Schmerzen möglich ist. Bei Gelenk-Versteifungen wird sehr vorsichtig mit der Mobilisation begonnen.

Muskelkräftigung durch Muskeltraining und Gelenkmobilisierung sind die wichtigen Schritte in Stadium 3 zur Funktionserhaltung und damit die körpereigene Energieversorgung verbessert wird. Hinzukommen Dehnungsübungen und Übungen aus der Haltungsschule. In diesem Stadium assistiert der Therapeut hauptsächlich nur noch, der Patient soll die krankengymnastischen Übungen weitestgehend alleine bewältigen können.

Je nach Ausprägung der Erkrankung wird der Physiotherapeut auch Alltagssituationen erproben. Wenn ein Bein betroffen ist, werden unter Umständen eine vorhandene Gangunsicherheit und ein erhöhtes Sturzrisiko relevant sein. Für diese Patienten ist es wichtig, dass sie gemeinsam mit ihrem Therapeuten das Auf- und Abgehen von Treppen trainieren.

In Einzelfällen kann es erforderlich sein, vor der Ausübung der Bewegungen eine unmittelbare spezielle Schmerztherapie vorzuschalten. Dieses Verfahren wird als Schmerz-Rehabilitation bezeichnet und erfolgt durch örtliche Betäubungsmittel, die eine zeitlich begrenzte Blockade der betroffenen Nerven schaffen.

Die Krankengymnastik ist darauf ausgelegt, dem Patienten die Übungen zu vermitteln, damit er sie später zuhause eigenständig weiterführt. Nur die Regelmäßigkeit kann hier den wirklich effektiven Erfolg bringen, und daher ist die Mitarbeit des Patienten während und auch nach der eigentlichen Therapiemaßnahme gefragt.

Die Therapiemaßnahme wird nicht ewig andauern, und wer sich seiner Gesundheit bewusst ist, der erkennt die Notwendigkeit, dass alles Gelernte auch im Alltag umgesetzt werden muss, auch wenn der innere Schweinehund so manches Mal zu überwinden ist.

Bereits während der Therapie wird der Physiotherapeut stets dazu anhalten, dass die erlernten Übungen und Verhaltensmaßnahmen auch Zuhause weitergeführt und gegebenenfalls auch in den Alltag integriert werden. Je konsequenter die Umsetzung erfolgt, umso größer sind die Chancen auf einen positiv verlaufenden Genesungsprozess.

Dabei ist der Therapeut auf regelmäßige Rückmeldungen seines Patienten angewiesen. Er kann das Übungsprogramm nur dann stets optimieren und weiterentwickeln und an die persönlichen Bedürfnisse anpassen, wenn er weiß, welche Übungen gut helfen und welche einem weniger liegen oder eventuell sogar Schmerzen verursachen. Angst, ein lästiger Patient zu sein, weil man immer mal wieder Wünsche oder Veränderungsvorstellungen äußert, sind hier fehl am Platz und in der Sache nicht förderlich. Grundsätzlich wissen Physiotherapeuten, dass sie es bei CRPS mitunter mit einem sehr schwerwiegenden Krankheitsbild zu tun haben, dem man mit viel Geduld begegnen muss.

Damit die Therapie erfolgreich verlaufen kann, ist es von großer Wichtigkeit, dass die Krankengymnastik nicht nur an die persönlichen Bedürfnisse ausgerichtet ist, sondern auch das jeweilige Leistungsvermögen gilt es zu berücksichtigen. Der Therapeut sollte dabei zwar immer die erhoffte Schmerzlinderung im Auge haben, jedoch darf er seinen Patienten auch nicht überstrapazieren. Motivation kann hier schnell in Frustration umschlagen mit der Gefahr, dass die Behandlung seitens des Patienten frühzeitig abgebrochen wird.
Wer hingegen positive Erfahrungen mit bestimmten Anwendungen gemacht hat und sich die Beschwerden spürbar zurückgebildet haben, hat einen Ansporn und behält die regelmäßigen Übungen oftmals auch bei.

Die Erfahrung zeigt, dass aus der Vielfalt der zahlreichen physikalischen Therapien vorzugsweise die passiven Behandlungen von den Patienten akzeptiert werden, doch ausschließlich durch diese Therapiemaßnahmen kann in der Regel keine herausragende Verbesserung der Symptome erreicht werden.

Regelmäßiges aktives Training ist bei den meisten Patienten die Grundlage des Behandlungserfolges. Dennoch wird die Therapiedauer seitens der Krankenkassen in den meisten Fällen zeitlich begrenzt. Dieser Aspekt zeigt die Wichtigkeit auf, dass man in die Lage versetzt wird, die Übungen selbst Zuhause ohne die Anleitung eines Physiotherapeuten durchführen zu können.

Und wenn man während der betreuten Phase in der Krankengymnastik mal das eine oder andere nicht versteht, ist es wichtig, sich die Übung nochmals genau erklären zu lassen, bis sie „ordentlich sitzt."

Lymphdrainage und weitere physikalische Maßnahmen

Parallel zu den Bewegungsmaßnahmen finden sich noch zahlreiche weitere Anwendungen, die zur Regeneration und Stabilisierung des Morbus Sudeck Patienten beitragen. Gerade wenn Ödeme bestehen, versprechen manuelle Lymphdrainagen und Kompressionstherapie einen Rückgang der Flüssigkeitseinlagerungen im Gewebe.

Leichte Massagen wie z. B. Bindegewebsmassagen oder Rumpfmassagen helfen beim Abbau von Schlacken- und Giftstoffen und lösen Verspannungen, die nicht zuletzt durch verkrampfte Haltungen aufgrund von Schmerz oder psychosomatischen Einflüssen entstanden sind. Kühle Umschläge und Wickel beruhigen die schmerzenden und geschwollenen Extremitäten. Auch Fangopackungen kommen mitunter zum Einsatz.

Am häufigsten findet jedoch die manuelle Lymphdrainage Anwendung. Diese altbewährte physikalische Behandlungsmethode kommt bei zahlreichen Krankheitsbildern in Betracht, in der Regel jedoch bei Erkrankungen, die mit geschwollenen Körperteilen einhergehen wie Morbus Sudeck, Verbrennungen, Schwellungen und nach einer Brustkrebsoperation.

Diese auch als Entstauungstherapie bezeichnete Behandlungsform ist durch eine besonders sanfte Massageform gekennzeichnet. Im Gegensatz zur klassischen Massage basiert die Lymphdrainage auf bestimmten Grifftechniken, die aus kreisförmigen Bewegungen und Verschiebetechniken des Therapeuten bestehen. Durch das Auflegen der Hände wird ein sanfter Druck ausgeübt. Die Behandlungsabfolge richtet sich nach einer bestimmten Reihenfolge, wobei sich der Therapeut immer auf bestimmte Lymphknoten und Punkte des Körpers, sowie den natürlichen Verlauf des lymphatischen Systems konzentriert.

Durch diese Technik wird die Zirkulation der Lymphe angeregt, sodass der Körper die gestaute Gewebeflüssigkeit leichter ausleiten kann. Diese sogenannte Lymphflüssigkeit kennen wir hauptsächlich als weißliche Flüssigkeit, die aus Wunden herausleckt, aber auch durch lokale Schwellungen tritt sie in Erscheinung, wie insbesondere bei Entzündungen.

Die Lymphe ist eine wässrige Flüssigkeit, die durch das gesamte Lymphsystem fließt und somit im ganzen Körper vorhanden ist. Sie hat vielfältige Aufgaben, sei es der Transport wichtiger Nährstoffe, die Beseitigung von schädlichen Substanzen oder die Bekämpfung von Infektionen.

Ein gesunder Körper kann den Abtransport mithilfe seines intakten Systems der Lymphgefäße allein bewältigen. Doch bei bestimmten Erkrankungen wie etwa chronischen Entzündungen ist dies nicht in einem ausreichenden Umfang möglich. Wird der Ausscheidungsprozess nun durch die Lymphdrainage unterstützt, kann eine Verminderung des Entzündungsgeschehens sowie der Schmerzen erreicht werden, was zu einer deutlichen Beschleunigung des Gesundungsprozesses führt.

Nach der Lymphdrainage erfolgt häufig eine Bandagierung, um den Effekt der Lymphdrainage zu unterstützen, indem hierdurch eine Re-Ödematisierung des Gewebes verhindert werden soll. Anstatt der Bandagierung ist auch das Tragen von Kompressionsstrümpfen möglich.

Bäder und Hydroanwendungen

Bäder und Hydroanwendungen zeigen sich als weitere Bausteine in der physiotherapeutischen Behandlung. Zu erwähnen sind hier das Kohlesäure-Bad, Wechselbäder nach Kneipp, temperaturansteigende oder auch -absteigende Bäder sowie das Bewegungsbad. Die moderne Technologie hat die Hydromassage hervorgebracht, bei der Patienten auf einer Art Wasserbett liegen und von sanften Wasserwellen massiert werden. Das entspannt und steigert das körperliche Wohlbefinden.

Nicht all diese Komponenten werden auch von allen Physiotherapeuten angeboten, so sind zum Beispiel Bäder-Anwendungen oder die Hydromassage in erster Linie Rehabilitationseinrichtungen und Schmerzzentren vorbehalten, oder es finden sich Physiotherapeuten, die mit entsprechenden Einrichtungen zusammenarbeiten und deren Räumlichkeiten und Geräte nutzen können.

Bobath-Therapie

Die Bobath-Therapie wird von einigen Physiotherapeuten und Ergotherapeuten durchgeführt, wenn diese eine entsprechende Ausbildung absolviert haben. Sie kommt zum Einsatz, wenn eine Erkrankung des Zentralnervensystems zu Lähmungen, Spastiken sowie zu gestörten Körperwahrnehmungen führt.

Grundlage der Bobath-Therapie bildet die Annahme, dass das Nervensystem in der Lage ist, sich lebenslang durch Strukturveränderungen anpassen zu können. Demzufolge sind gesunde Hirnregionen in der Lage, Aufgaben zu übernehmen, die vorher durch andere Gehirnbereiche ausgeführt wurden.

Das Therapieziel der Bobath-Therapie besteht nicht nur darin, eine weitgehende Selbstständigkeit des Patienten aufrechtzuerhalten oder wiederherzustellen, sondern auch in einer Linderung der Schmerzen.

Spiegeltherapie

Die Spiegeltherapie ist nicht spezifisch auf die Physiotherapie ausgelegt, auch Ergotherapeuten bieten diese Therapieform an, es hängt immer von der Kenntnis der jeweiligen Fachtherapeuten ab und ob die Spiegeltherapie in deren Leistungskatalog aufgenommen ist.

Die Spiegeltherapie hat bereits in den vergangenen Jahren beachtliche Erfolge bei Patienten mit Bewegungsunfähigkeit der Extremitäten hervorgebracht. Grundlage dieser Therapie bildet die Annahme, dass eine schnellere Genesung des erkrankten Körperteils erreicht werden kann, wenn die Bewegung eines gesunden Körperteils im Spiegel gesehen wird. Durch diese optische Täuschung sollen die Hirnzellen wieder normalisiert werden, sodass die betroffene Extremität wieder beweglich wird.

Die Ausführung ist relativ simpel. In der Körpermitte des Patienten wird ein Spiegel so aufgestellt, dass die Körperseite mit der von Morbus Sudeck betroffenen Extremität im Spiegel nicht zu sehen ist. Bewegungen werden mit der gesunden Extremität vor dem Spiegel ausgeführt.
Diese Spiegelung führt dazu, dass der Patient den Eindruck erhält, dass sich die erkrankte Hand oder der betroffene Arm bewegt.

Dadurch, dass der Patient bei diesen Bewegungen keine Schmerzen empfindet, wird dem Gehirn bei dauerhafter Anwendung der Spiegeltherapie eine schmerzfreie Bewegung vermittelt, die dazu beiträgt, dass gewisse Hirnregionen wieder aktiviert werden, die für die Bewegungsfähigkeit der betreffenden Extremität verantwortlich sind.

Die besten Erfolgsaussichten zeigen sich, wenn die Spiegeltherapie im Früh-stadium des CRPS erfolgt. Wie bei allen anderen Therapien auch, so kann auch hier keine hundertprozentige Garantie für einen Erfolg erwartet werden. Die aktive und dauerhafte Mitarbeit haben bei dieser Therapieform einen besonders großen Anteil.

Die eigenständige Übung zuhause darf nicht vernachlässigt werden, auch kann es sich über viele Monate hinziehen, bis sich erste leichte Bewegungen mit der von CRPS betroffenen Extremität ausführen lassen. Wie die Praxis zeigt, ist dieser Weg vielversprechend und unbedingt einen Versuch wert.

Ultraschalltherapie

Eine andere Behandlungsform ist die Ultraschalltherapie, bei der Dauer- und Impulsschall eingesetzt werden. Diese Behandlungsmethode hat einerseits einen stärkeren Massageeffekt, andererseits kommt es zur Wärmebildung. Auch hier ist die Anwendung mit dem Arzt abzuklären.

Ergotherapie

Der Ergotherapie kommt bei Morbus Sudeck neben der Physiotherapie und medikamentösen Behandlung eine extrem wichtige Bedeutung zu, gerade im Hinblick auf die Bewegungsfähigkeit der erkrankten Gliedmaßen und bei steifen Gelenken. Bewegungsvermeidung durch Angst vor Schmerzen bildet zudem neue Bewegungsmuster heraus, bei denen andere Gliedmaßen belastet werden und zu zusätzlichen Problemen führen können.

Die Funktion wiederherzustellen, Fein- und Grobmotorik zu schulen, die Gelenkbeweglichkeit zu mobilisieren und das Gefühl für die erkrankte Extremität wieder ins Bewusstsein zu rufen, sind Ziele der Ergotherapie bei Morbus Sudeck.

Um den Alltag besser bewältigen und weiterhin im Berufsleben stehen zu können, aber auch, damit der Genesungsprozess der erkrankten Hand schneller voranschreiten kann, setzen ergotherapeutische Maßnahmen wichtige Eck-pfeiler im Therapiekonzept.

Damit die Situation eines Morbus Sudeck Patienten deutlich wird, ist es von Vorteil, sich vorzustellen, wie hier ein üblicher Tagesablauf aussehen kann. Wenn zum Beispiel die Hand von Morbus Sudeck betroffen ist, dann schränkt das den Alltag immens ein. Schmerzen, Bewegungsunfähigkeit und Empfin-dungsstörungen sind allgegenwärtig, normale Tätigkeiten können nicht wie gewohnt ausgeführt werden. Tausend Dinge tun wir täglich mit unseren Händen, ohne dass es uns bewusst ist.

Erst wenn eine Hand nicht wie gewohnt die üblichen Bewegungen ausführen kann, fällt uns auf, wie wichtig unsere Hände im Alltag tatsächlich sind. Fällt nun eine Hand aus, dann wird fast jede Tätigkeit zum Spießrutenlauf. Dinge wie Schreiben, Anziehen, die tägliche Hygiene, Zupacken sind nicht mehr wie gewohnt möglich. Der Alltag wird umständlich und anstrengend, viele Erledigungen dauern wesentlich länger, es muss auf die gesunde Hand ausgewichen werden. Das ist besonders schlimm, wenn die Haupthand betroffen ist, also als Rechtshänder die rechte Hand und umgekehrt. Dann bemerkt man auch erstmal, wie schwach die Nebenhand eigentlich ist und wie unbeholfen wir uns anstellen, wenn wir plötzlich vermehrt auf diese angewiesen sind.

Zu Beginn der Ergotherapie wird eine Ist-Situation des Patienten erfasst. Er schildert seinen Alltag und legt die Problematik durch die Erkrankung dar, was fällt besonders schwer, welche Tätigkeiten sind gar nicht oder nur noch schwierig umsetzbar? Welche Erwartungen hat der Patient an die Ergotherapie, welche Verbesserungen haben für ihn Priorität? Je mehr Informationen dem Therapeuten vorliegen, umso besser kann er einen maßgeschneiderten Behandlungsplan aufstellen. Jeder Plan ist individuell und geht mit Teilzielen einher, um den Patienten nicht zu überfordern. Die Ziele werden im Vorfeld formuliert. Dazu gehört, dass der Patient seine Selbstständigkeit in der täglichen Selbstversorgung, in der Arbeitsproduktivität und auch für Freizeitaktivitäten aufrechterhält beziehungsweise verbessert.

Bewegungen flüssig ausführen, beide Hände aktiv einsetzen, die Greiffunktion wiederherstellen, Fehlstellungen und falsche Bewegungsmuster vermeiden, Muskulatur kräftigen, Durchblutung fördern und Hilfsmittel nutzen, das sind die Aspekte der Ergotherapie.

Da die Patienten durch ihr Leiden und die Einschränkungen oft das Selbstvertrauen verloren haben, ist es auch ein Anliegen der Ergotherapie, den Menschen im Gesamten zu sehen, ihn in seiner Persönlichkeit zu stärken und ihn bei der Krankheitsbewältigung zu unterstützen. Die Mitarbeit des Patienten ist dabei jederzeit gefragt und für einen erfolgreichen Heilungsverlauf unverzichtbar.

CRPS geht nicht selten mit Empfindungsstörungen einher. Jede Berührung, selbst ein Windhauch, löst unmittelbar Unbehagen oder Schmerzen aus. Das Greifen ruft unangenehme Gefühle hervor. Aber auch der umgekehrte Fall, dass die betroffene Extremität überhaupt nicht mehr gespürt wird und auch äußere Reizeinwirkungen nicht wahrgenommen werden, zeigt sich beim CRPS. Hier setzen Sensibilisierung und Desensibilisierung in der Ergotherapie an.

Die Ausprägungen der Sensibilitätsstörungen zeigen sich dabei von Fall zu Fall anders. Das Berührungs- und Schmerzempfinden kann leicht oder stark verändert sein bis hin zum Verlust für jegliche Empfindungen, seien es Reize von außen oder Schmerzen. Für den Patienten fühlt sich das wie Taubheit an, viele beschreiben auch, dass sie ihre Hand, manchmal auch den ganzen Arm, nicht mehr spüren, die Extremitäten kommen ihnen wie abgestorben vor. Oder sie berühren Gegenstände und die Empfindung ist verändert oder abgeschwächt. Temperaturunterschiede werden nicht mehr wahrgenommen. Dinge rutschen aus der Hand, weil das Gefühl dafür nicht mehr vorhanden ist. Oft können die Patienten nicht einmal spüren, dass sie Gegenstände in der Hand halten.

Je nach Empfindungsstörung werden in der Ergotherapie die Sensibilisierung oder die Desensibilisierung der betroffenen Extremität durchgeführt. Reagiert der Patient beispielsweise auf Berührungen besonders intensiv und zeigt sich auch die Schmerzempfindlichkeit sehr hoch, ist die Desensibilisierung gefragt. Die Sensibilisierung hingegen soll dem Patienten wieder das Gefühl für Berührungen, die Greiffunktion sowie das Schmerzempfinden, das der Warnfunktion des Körpers dient, zurückbringen.

Die De- und Sensibilisierung erfolgen dabei durch äußere Reizanwendungen wie beispielsweise Behandlungen der Hand mit einem Vibrationsgerät oder durch Abbürsten der Hand mit Bürsten unterschiedlicher Härtegrade. Sogenannte Sensibäder sind ebenfalls eine beliebte Anwendung. Hierbei tauchen die Patienten ihre erkrankte Hand in einen Behälter, der mit Linsen, Reis oder Zucker gefüllt ist, und bewegen sie darin. Dabei kann es sich auch um einen Parcours mit unterschiedlichen Stoffen handeln. Oder es werden so genannte „Fühlmemorys" eingesetzt, bei denen der Patient die Gleichartigkeit der Elemente ertasten soll.

Damit Bewegungen wieder möglich sind und ohne Angst ausgeführt werden können, zur Koordination von Bewegungsabläufen und zur Aktivierung von Muskeln und Gelenken, ist die motorisch funktionelle Behandlung ein Baustein in der Ergotherapie. Der Patient führt die Bewegungen unter Anleitung und zunächst mit Hilfe des Therapeuten aus. Dabei wird die Schmerzgrenze beachtet. Hier kommt es darauf an, in kleinen Schritten und mit einer Vielzahl von Wiederholungen vorzugehen, denn die Wiederholungen bewirken, dass der Ablauf gespeichert wird und der Patient lernt, die Bewegung richtig auszuführen.

Die Übungen stehen dabei immer im Bezug zu alltäglichen Verrichtungen wie Hausarbeit, Mahlzeiten einnehmen oder berufsbezogene Handlungen. So üben die Patienten zum Beispiel Schritt für Schritt das Zusammenlegen von Wäsche, das Öffnen von Verpackungen, sie trainieren anhand von Spielzeug die Geschicklichkeit, indem sie einen Turm bauen oder unterschiedliche Elemente zusammensetzen.

Von Bedeutung ist hier auch der Pinzettengriff, bei dem Daumen und Zeigefinger zum Einsatz kommen. Die Koordination der Hände zeigt sich gerade bei Verrichtungen im Haushalt als unerlässlich, damit der Ablauf möglichst selbstständig und ohne großen Zeit- und Kraftaufwand bewältigt werden kann. Der therapeutische Holzschuh hilft bei der Koordination. Daran können die Patienten z. B. das Binden von Schleifen üben.

Damit die Hand ihre Funktion aufrechterhalten kann, ist es wichtig, die Muskeln aufzubauen und zu trainieren. Dadurch erfolgt zugleich eine Stabilisierung der Gelenke, und die Beweglichkeit wird erhöht. Malen, leichte handwerkliche Tätigkeiten oder Übungen mit Knete tragen hier zum Muskelaufbau bei. Die Möglichkeiten zeigen sich auch durch die zur Verfügung stehenden Materialien vielfältig, so dass diese Therapiemaßnahme individuell auf den Patienten abgestimmt werden kann.

Die Ergotherapie braucht Zeit, und nur durch stetige Wiederholung der Übungen kann langfristig ein guter Erfolg erzielt werden. Um den CRPS-Patienten frühzeitig in seiner Eigenständigkeit zu unterstützen, können Ersatzstrategien entwickelt werden, die durch die körperlichen Einschränkungen auftreten. Auch die Verordnung von Hilfsmitteln für den Alltag ist eine wichtige Maßnahme. Den Umgang mit diesen Hilfsmitteln lernt der Patient in der Ergotherapie. Zu den Hilfsmitteln zählen Gehhilfen, Anziehhilfen, Einhänderbretter, Zahnbürstenhalter, Spezialbesteck. Lesen Sie hierzu auch das Kapitel „Hilfsmittel für den CRPS-Alltag".

Neben diesen klassischen Modulen der Ergotherapie finden sich zahlreiche weitergehende Konzepte, die zur Anwendung kommen. Zu nennen sind hier: Feldenkrais-Training, funktionales Training nach Brügger, Bewegungslehre nach Kleinvogelbach, Bobath-Konzept. Die Einsatzmöglichkeit dieser Therapiemaßnahmen richtet sich jedoch zum einen nach dem Leistungsangebot der Ergotherapeuten und zum anderen nach der Zweckmäßigkeit für den Morbus Sudeck Patienten.

Im Rahmen der Kindertherapie bieten sich ferner Lern- oder Konzentrationstherapien an, denn die Integration in Schule und Sozialleben sind wichtige Komponenten, damit an Morbus Sudeck erkrankte Kinder einen weitestgehend normalen Entwicklungsweg beschreiten können.

Im Zusammenhang mit der Ergotherapie kommt auch der Verhaltenstherapie eine große Bedeutung zu. Denn durch die Schmerzintervalle und die bewusste Schmerzvermeidung entstehen neue Bewegungs- und somit auch Verhaltensmuster. Verdrängung, Vermeidung, Rückzug sind Schlagworte, die mit der Krankheit einhergehen können.

Das Gefühl, durch die Krankheit nicht mehr aktiv am Leben teilnehmen zu können, die Scham vor Unbeholfenheit und die Angst vor dem Versagen, bewirken langfristig einen starken Einschnitt in das Leben. Auch Arbeitslosigkeit oder Frühberentung stellen eine schwere Belastung dar. All diesen Faktoren sollen Ergotherapie und begleitende psychologische Maßnahmen sowie Hilfen zur Aufrechterhaltung der Berufsfähigkeit und der Wiedereingliederung entgegenwirken.

Die Genesungserfolge bei Morbus Sudeck basieren zu einem großen Teil auf einer Umprogrammierung des Schmerzgedächtnisses. Durch das Heranführen an Bewegungen auf sanfte und nicht belastende Art und die begleitende Schmerzbewältigung wird ein neuer Lernprozess in Gang gesetzt, der auch die Nervenzellen im Gehirn wieder in die richtigen Bahnen lenkt. Denn solange das zentrale Nervensystem lediglich auf die Wahrnehmung des Schmerzes konzentriert ist, vergisst und verlernt es wertvolle Fähigkeiten, die Beweglichkeit und Empfindung der erkrankten Extremität steuern. Deshalb spricht man auch vom Schmerzgedächtnis.

Eine Genesung des erkrankten Körperteils ist dann besonders erfolgversprechend, wenn regelmäßig und auch außerhalb der Ergotherapie zuhause geübt wird.

Aquatherapie

Für Morbus Sudeck Patienten kommt auch die Aquatherapie in Frage, die in den Bereich der Physiotherapie fällt. Sie wird insbesondere von Schmerz- oder Rehabilitationskliniken oder in Einzelmaßnahmen in öffentlichen Bädern von speziell darin ausgebildeten Physiotherapeuten angeboten. Morbus Sudeck Patienten, die sich in ambulanter Behandlung befinden, sollten ihren Hausarzt, Schmerztherapeuten, Orthopäden oder auch den entsprechenden Physiotherapeuten gezielt darauf ansprechen, wenn an dieser Therapieform Interesse besteht, denn sie zählt ambulant noch nicht als Standardbehandlung. Darüber hinaus gibt es auch einige Dinge zu beachten, die darüber entscheiden, ob eine Aquatherapie im Einzelfall überhaupt sinnvoll ist.

Auch für Kinder, die an Morbus Sudeck erkrankt sind, kann die Aquatherapie eine adäquate Behandlungsmethode sein, was sich in der Praxis bereits gezeigt hat.

Die positiven Erfahrungen, die mit der Aquatherapie im Bereich der multimodalen Therapie bereits seit längerer Zeit verzeichnet werden, sprechen dafür, diese Behandlungsform mit in die Optionen zur Schmerzreduktion und zur Beweglichkeit einzubeziehen. Die multimodale Therapie ist ein ganzheitlicher Ansatz, bei der verschiedene Therapieformen wie medikamentöse Therapie, Physiotherapie, Ergotherapie und Psychotherapie miteinander kombiniert werden, auch die stationäre und ambulante Therapie wechseln sich dabei oft ab.

Warum die Aquatherapie so erfolgreich bei vielen Erkrankungen des Bewegungsapparates und bei Schmerzerkrankungen ist, hängt in erster Linie damit zusammen, dass im Wasser fast alles deutlich leichter fällt. Bewegungen, die dem Patienten sonst Schmerzen bereiten, sind hier unkomplizierter zu realisieren, denn Wasser besitzt eine Reihe von effektiven Merkmalen, die sich hier begünstigend auswirken: hydrostatischer Druck, Wärmeleitung, Reibungswiderstand, Dichte, Auftrieb. Dadurch können Bewegungen bei minimaler Belastung der Gelenke ausgeführt werden. Auch die Wassertemperatur wirkt sich entsprechend auf die erkrankten Stellen aus. Unter Wasser wird die Muskulatur sanft trainiert.

Patienten, die an CRPS erkrankt sind, zeigen nicht selten psychosomatische Stress-Symptome, denn das Leben mit den Schmerzen und der eingeschränkten Lebensweise schlägt sich unweigerlich auf die Psyche nieder. Stress belastet Körper und Geist, oft leidet auch die Atmung darunter. Atemübungen sind daher für Morbus Sudeck-Erkrankte eine wesentliche Komponente, um mit Schmerz und Therapieanforderungen besser umzugehen.

Das Atmen bewusst erleben funktioniert durch die Dichte des Wassers und den Wasserwiderstand, wodurch ein leichter Druck auf den Brustkorb ausgeübt wird, und was das Empfinden für die Atmung verstärkt. Diese Erfahrung kann auf Atemübungen zuhause übertragen werden, die dabei helfen, Stressmomente und die Belastung auf psychischer Ebene zu verringern.

Der Wasserwiderstand hat jedoch gerade im Hinblick auf die Therapie bei Morbus Sudeck eine weitere wesentliche Eigenschaft: schnelle Bewegungen, die Schmerzen verursachen oder verstärken, können erst gar nicht ausgeführt werden. Auch die Fortbewegung im Wasser geht ohne große Anstrengung voran, was besonders bei Einschränkungen an den Füßen von Bedeutung ist.

Die Durchblutung wird im Wasser angeregt, dafür sorgt der Wasserdruck. Das Blut fließt durch die Venen zurück zum Herzen. Wasser mobilisiert den Körper und kleine Erfolge spornen an, die Beweglichkeit weiter zu trainieren. Wasser ist permanent in Bewegung, dafür sorgen sanfte Wellen und Wasserwirbel, was zu einer zarten kaum spürbaren Massage des Körpers führt.

Der Patient erhält wieder einen Bezug zu seinem Körper, den er sonst hauptsächlich nur mit den Schmerzen des Morbus Sudeck wahrnimmt, was demzufolge eher negative Assoziationen hervorruft, wie z. B. den Gedanken: „Ich fühle mich nicht wohl in meinem Körper".

Der Auftrieb des Körpers im Wasser wird wie ein Schweben empfunden. Sonst drückt das Eigengewicht des Körpers auf die Gelenke, was zu einer Belastung führt. Im Wasser ist das anders, hier können sich auch die Gelenke erholen und werden insbesondere bei Mobilisierungsübungen geschont. Bewegungen werden vom Patienten im Wasser völlig anders erlebt. Wasser geht mit, so lässt sich ein Kreis, der mit den Armen geschwungen wird, jetzt erfühlen, wo er sonst nur in der Vorstellung und durch den Luftwiderstand existiert.

Die Aquatherapie, unter fundierter Anleitung, kann dauerhaft zu einer besseren Beweglichkeit und zu einem deutlich gesteigerten Wohlbefinden führen. Bewegungsmangel, der durch die Angst vor Schmerz entsteht, und sich nicht nur auf den eigentlichen Schmerzbereich beschränkt, führt langfristig zu Stoffwechselstörungen. Mit sanften Übungen im Wasser, bei denen der Patient auch Freude empfindet, wird Bewegung wieder möglich, der Stoffwechsel kann sich normalisieren, wenn die Übungseinheiten regelmäßig und konsequent durchgeführt werden.

Nicht nur die aktive Bewegung des Patienten, auch die Behandlung des Patienten im Wasser durch den erfahrenen Physiotherapeuten verschafft Erleichterung und lässt Maßnahmen, die sonst nur schwer oder kaum durchzuführen wären, möglich werden, wie z. B. Druck, Dehnung, Drehung, Hebe- und Haltetechniken.

Die Wassertemperatur in der Aquatherapie entspricht immer der Körpertemperatur und beträgt ca. 34 bis 36 Grad. Viele CRPS-Patienten bevorzugen warmes Wasser während der Aquatherapie, auf kaltes Wasser hingegen reagieren sie meist sehr empfindlich. Allerdings hat sich weder warmes noch kaltes Wasser als effektiver im Behandlungserfolg erwiesen.

Wärme wird von Natur aus als wohltuend empfunden. Sie löst Verspannungen und Verkrampfungen, die durch Fehlhaltungen, Falschbewegungen oder Schmerzvermeidungsbewegungen heraus entstehen können. Kaltes Wasser hingegen kann zunächst zu einer Verengung der Blutgefäße führen, die jedoch nicht schädlich ist. Ein Wechsel der Wassertemperatur während des Trainings kann sich positiv auf die bessere Verträglichkeit von Temperaturen auswirken.

Entspannung ist ein wichtiger Aspekt in der Aquatherapie. Patienten, die stark in ihrer Bewegung eingeschränkt sind, werden durch den Therapeuten leicht bewegt, während sie atmen. Die leichten Wellen des Wassers in Verbindung mit Atmung und Unterstützung des Therapeuten bewirken eine Tiefenentspannung, die wiederum zu Eigenbewegungen führt, die der Therapeut intensivieren kann.

Menschen mit einer Morbus Sudeck Erkrankung fühlen sich oft am Rande ihrer Belastbarkeit. Das Leben ist mitunter stark eingeschränkt, weil Hände, Füße oder Schulter nur begrenzt oder überhaupt nicht bewegt werden können, die betroffenen Stellen schmerzen, brennen, kribbeln. Die Gedanken kreisen nur noch um das Thema, alles andere rückt in den Hintergrund. Die Wahrnehmung für die schönen Dinge des Lebens ist abhanden gekommen, trübe Gedanken quälen. Auch hier kann die Aquatherapie neue Erfahrungen und Entkrampfung im wahrsten Sinne des Wortes bieten. Durch die Lösung von Spannungen im Körper fällt es auch dem Patienten leichter, über seine Empfindungen zu sprechen. In Verbindung mit zusätzlichen Therapiemaßnahmen können auch Patienten mit Depressionen so wieder zu mehr Lebensfreude und Energie finden.

Aquatherapie sollte langfristig angelegt sein und sich über mehrere Monate erstrecken, damit Erfolge verbucht werden können. Zudem muss jeder Patient für sich selbst herausfinden, ob ihm diese Art der Therapie liegt. Auch wenn zahlreiche Patienten mit ganz unterschiedlichen Krankheitsbildern von dieser Form der Therapie begeistert sind, so ist es doch immer wieder eine individuelle Angelegenheit, die sich auch nach der Konstitution des Einzelnen richtet. Es dürfen zum Beispiel keine anderen Krankheiten gegen die Aquatherapie sprechen.

Ambulante Aquatherapie wird in der Regel nicht von den Krankenkassen übernommen. Im Einzelfall kann jedoch eine Anfrage eventuell zur Bewilligung der Kostenübernahme führen, je nachdem, inwiefern andere Behandlungsansätze gescheitert sind oder keine Besserung eingetreten ist. Aquatherapie für CRPS-Patienten erfordert Fachkenntnis und ist nicht zu verwechseln mit den Angeboten der örtlichen Schwimmbäder und Freizeiteinrichtungen, z. B. Aquagymnastik oder Aquajogging. Was jedoch nicht heißt, dass der Erkrankte diese Angebote nicht wahrnehmen kann. Es muss jedoch in jedem Fall vorher eine intensive Beratung und eine Abstimmung mit Arzt und Physiotherapeuten erfolgen. Oft finden sich in der eigenen Stadt nämlich keine speziellen Aquatherapie-Möglichkeiten, da diese Therapieform auch heute noch überwiegend den spezialisierten Rehabilitations- und Schmerzzentren vorbehalten ist.

Aquatherapie erfordert auch die Bereitschaft des Patienten, denn es kann ihn Überwindung kosten, da er eventuell Angst vor dem Wasser hat. Der erste Moment des Hineinsteigens, in dem die betroffene Extremität mit dem Wasser in Berührung kommt, kann als unangenehm empfunden werden.

Naturheilkundliche Therapiemöglichkeiten

Morbus Sudeck ist eine schwerwiegende Erkrankung, die selbst sehr erfahrene Therapeuten allzu oft sehr ratlos erscheinen lässt. Fast reflexartig verschreiben sie die üblichen Schmerzmedikamente, ohne weitere Therapieoptionen zu berücksichtigen.

So sind es oft die Patienten selbst, die die Initiative ergreifen und nach möglichen Alternativen Ausschau halten. Dies ist zumeist dann der Fall, wenn die herkömmlichen Therapien keine zufriedenstellenden Ergebnisse einbringen. Je länger die Erkrankung andauert und sich keine zufriedenstellenden Behandlungsergebnisse einstellen, umso mehr stützen sich die Patienten nicht mehr allein auf die Schulmedizin, sondern halten Ausschau nach möglichen Alternativen. Auch wenn es keine bekannten Studien über den Erfolg von komplementären Behandlungsmethoden bei CRPS gibt, so zeigen doch viele Erfahrungen aus der Praxis mögliche Therapieerfolge auf.

Es gibt im Bereich der Naturheilkunde viele Möglichkeiten, die anstatt oder zusätzlich zu konventionellen Behandlungen eingesetzt werden können.

In der Regel werden diese Methoden jedoch als Ergänzung zu den konventionellen Therapien wie der medikamentösen Behandlung, sowie der Ergo- und Physiotherapie gesehen. Auch in der Praxis zeigt sich immer wieder, dass eine Kombination aus schulmedizinischen und naturheilkundlichen Therapien besonders gute Behandlungserfolge ermöglicht. Erfreulicherweise können hierdurch bei vielen Patienten nicht nur die Symptome gelindert werden, sondern diese Therapiekombination führt oftmals auch dazu, dass eine Reduzierung der synthetischen Medikamente erfolgen kann.

Auch wenn es in der sogenannten Komplementärmedizin bzw. Naturheilkunde kein Patentrezept gibt und auch hier kein Therapieverfahren versprechen kann, dass es bei CRPS mit Sicherheit helfen wird, so zeigen viele Erfahrungen, dass ein Versuch immer lohnt. Wer von CRPS betroffen ist, dem wird ohnehin sehr schnell bewusst, dass es hier keinen „Königsweg" gibt, den es zu beschreiten gilt, sondern viele Therapien leider nach dem Motto „try and error" also frei übersetzt „Versuch macht klug" erfolgen, völlig unabhängig davon, welchem Bereich der Medizinausrichtung die Methode entstammt.

Die Möglichkeiten der Naturheilkunde sind sehr umfangreich, was es gerade für einen Laien nicht einfach macht, herauszufinden, welche davon in seiner persönlichen Situation die sinnvollsten sind. Allerdings ist es im Vorfeld immer ziemlich schwierig, vorherzusagen, wie der Patient auf die jeweilige Therapiemethode ansprechen wird, was aber auch aus der Schulmedizin bekannt ist.

Allerdings sollte man sich im Vorfeld darüber bewusst sein, dass Methoden der Komplementärmedizin in der Regel Geduld erfordern, bis sich durchgreifende Verbesserungen der Symptome zeigen. Es gibt zwar immer wieder Ausnahmen, wo bei einigen Patienten sehr schnelle Therapieerfolge zu verzeichnen sind, aber man sollte diese nicht von Anfang an als Maßstab nehmen.

Für den Laien ist es nicht immer einfach, sich einen zuverlässigen Überblick über die Therapieangebote zu verschaffen. Denn aufgrund der angespannten finanziellen Situation unseres heutigen Gesundheitswesens nehmen bei einigen Therapeuten die wirtschaftlichen Interessen Überhand, sodass es in ihren Praxen vor lauter IGEL-Leistungen nur so wimmelt. Unter diesen Angeboten sind diejenigen zu verstehen, die die Patienten in der Regel selbst bezahlen müssen.

Da derartige Leistungen für viele Therapeuten (Ärzte, Physiotherapeuten, Heilpraktiker etc.) sehr lukrativ zu sein scheinen, erweitern viele Praxen ihr Leistungsspektrum entsprechend. Sie lassen sich in diversen Heilmethoden ausbilden, und sind dann anhand von Zusatzqualifikationen berechtigt, diese auszuüben zu dürfen. Manches Wissen wird zum Leidwesen der Patienten leider nur in „Schnellkursen" vermittelt, sodass es hier sehr große Qualitätsunterschiede bei den einzelnen Therapeuten gibt.

Erschwerend kommt in diesem Bereich oftmals hinzu, dass nicht alle Therapien tatsächlich zu den in Aussicht gestellten Heilungserfolgen führen. Aber kennen wir dies nicht auch aus dem Bereich der Schulmedizin? Die Orientierung zur Naturheilkunde erfolgt sehr häufig in dem Moment, wenn die Schulmedizin keine weitere Besserung in Aussicht stellen kann. Man tritt quasi auf der Stelle, und durch die Naturheilkunde öffnen sich wieder neue Perspektiven. Auch wenn nicht immer alle Therapieversuche von Erfolg gekrönt werden, so stellt sich doch tatsächlich bei vielen Patienten eine Verbesserung ein, sogar bei denjenigen, die zunächst noch ganz skeptisch waren und sich der Naturheilkunde gar nicht aus eigener Überzeugung zugewandt hatten, sondern weil es vielleicht der Ehepartner oder die beste Freundin „eingefordert" hatte.

Der Unterschied der in der Komplementärmedizin angesiedelten Behandlungsmethoden und der schulmedizinischen Therapien besteht weitestgehend darin, dass bei letzterer vornehmlich eine symptomorientierte Behandlung vorherrscht, wohingegen in der Naturheilkunde eher die Ursachenbeseitigung und die Unterstützung der Selbstheilungskräfte im Vordergrund stehen. Und in diesem Unterschied begründet sich auch die Tatsache, dass die Behandlungserfolge bei komplementären Methoden zumeist erst nach einer gewissen Zeit einstellen.

Die Erfahrung zeigt, dass sich bei vielen Patienten mit chronischen Schmerzen Therapieverfahren als sehr effektiv erweisen, bei denen bestimmte elektrische Ströme wie Gleichstrom oder Wechselstrom zum Einsatz kommen. Einen elektrischen Schlag, wie er bei einem unkontrollierten Kontakt mit einer Stromquelle eintreten kann, lösen derartige Therapieverfahren übrigens nicht aus.

Allen voran gehören zu den Elektrotherapieverfahren die sogenannte Transkutane Elektrische Nervenstimulation (TENS-Therapie), die DENAS-Therapie sowie die Hochtontherapie, die im weiteren Verlauf dieses Kapitels ausführlicher beschrieben werden. Darüber hinaus gibt es noch zahlreiche weitere Therapiemöglichkeiten der Naturheilkunde, die sich schmerzlindernd auswirken können und schon vielen CRPS-Patienten geholfen haben, sei es die Akupunktur, Neuraltherapie, Panchkarma-Kur, Andullationstherapie, Magnetfeldtherapie, Hypnose, Osteopathie, Craniosacrale und einige andere.

Die Kosten für die komplementären Therapieverfahren werden von den meisten gesetzlichen Krankenkassen nicht übernommen. Als Begründung wird die oft nicht ausreichend wissenschaftlich belegte Wirksamkeit dieser Therapieformen genannt. Dennoch kann ein Gespräch mit der Krankenkasse im Vorfeld lohnenswert sein. Die besten Aussichten für eine zumindest anteilige Kostenübernahme bestehen derzeit für die Akupunktur, Anthroposophische Medizin, Homöopathie und Osteopathie.

Akupunktur

Die Akupunktur ist die bekannteste Therapieform, die aus der Traditionellen Chinesischen Medizin (TCM) in die westliche Medizin eingeführt wurde. Sie kann bei zahlreichen Krankheitsbildern eingesetzt werden, besonders gute Erfolge werden bei Schmerzpatienten erreicht, was bereits in diversen Studien belegt werden konnte. Hierbei zeigte sich sogar in zahlreichen Fällen, dass die Akupunktur der konventionellen Schmerztherapie überlegen sein kann.

Typische Indikationen, bei denen die Akupunktur aufgrund von Schmerzen zur Anwendung kommt, sind Rücken-, Knie- und Kopfschmerzen sowie Verspannungen. Auch CRPS-Patienten können von der Akupunktur profitieren und eine Linderung ihrer Schmerzen sowie eine Reduzierung ihrer Schmerzmedikamente erreichen. So wie bei anderen Therapieformen auch, gelingt dies nicht immer, aber ein Versuch ist es allemal wert. Die Akupunktur wird beim CRPS als eine begleitende Therapiemaßnahme zu anderen Behandlungsmethoden angewendet.

Die Akupunktur erfolgt mithilfe von 15 bis 20 Akupunktur-Nadeln, die an bestimmten Meridianen leicht in die Haut gepikst werden. Der betroffene Körperteil wird nicht „genadelt". Durch die gezielte Positionierung der Nadeln entlang der Meridiane werden die Schmerzimpulse beeinflusst, außerdem kommt es zu einer Anregung der Selbstheilungskräfte und zunehmenden Aktivität der jeweiligen Organe. Eine halbe Stunde lang verbleiben sie hier in einer ruhenden Position, zwischendurch werden sie gegebenenfalls vom Therapeuten etwas gedreht.

Wenn das Schmerzempfinden oder die Angst vor dem Nadeleinstechen sehr stark ausgeprägt sind, besteht bei einigen Therapeuten die Möglichkeit, auf die in der Regel sehr schmerzfreie Laserakupunktur auszuweichen. Statt der Nadeln werden hier die Meridianpunkte mit einem Laserstrahl stimuliert.

Die Akupunktur hat sich in den letzten 20 Jahren nicht nur in naturheilkundlich orientierten Praxen etabliert, sondern auch viele andere Therapeuten und insbesondere Orthopäden bieten sie inzwischen an. Die Ausübung der Akupunktur unterliegt entsprechenden Zusatzqualifikationen. Leider sind bei diesen Weiterbildungsmöglichkeiten die Qualitätsunterschiede sehr groß, sodass man gut beraten ist, sich im Vorfeld bei entsprechenden Anlaufstellen nach erfahrenen Therapeuten zu erkundigen. In Frage kommen hier unter anderem die Deutsche Schmerzliga und die Akupunktur-Gesellschaften.

Biofeedback

In der Medizin können nicht viele Therapieverfahren von sich behaupten, vollständig frei von Nebenwirkungen zu sein. Das Biofeedback-Verfahren jedoch gehört zu diesen wenigen Therapiemethoden im Bereich der Schmerzmedizin, wo keine Nebenwirkungen zu erwarten sind. Es gibt nur sehr wenige Ausnahmen, bei denen Biofeedback nicht geeignet ist. Vornehmlich gilt dies für Patienten mit Persönlichkeitsstörungen.

Biofeedback ist eine nicht-medikamentöse Behandlungsmethode, die meist begleitend zu anderen Behandlungsmethoden angewandt wird. Bisweilen erfolgt ihr Einsatz hauptsächlich in naturheilkundlich orientierten Praxen, allerdings erfährt sie zunehmend auch Anerkennung in der Schulmedizin, denn immerhin zählt Biofeedback inzwischen zu den wissenschaftlich fundierten Behandlungsmethoden. Auch wenn dieses Verfahren bei weitem nicht so intensiv erforscht ist wie viele andere Therapien und Medikamente, so existieren doch inzwischen einige Studien, die Behandlungserfolge bei verschiedenen Krankheitsbildern und körperlichen Beschwerden wie etwa bei Schmerzen und CRPS, aufzeigen.

Biofeedback hat sich in den vergangenen Jahren bei zahlreichen unterschiedlichen Krankheitsbildern bewährt, insbesondere auch bei Schmerzen. Sogar Experten verweisen darauf, dass die Erfolgsquote von Biofeedback in etwa das Niveau einer medikamentösen Schmerztherapie erreichen kann.

Geht es nach der bekannten amerikanischen Mayo Clinic, so kann Biofeedback auch bei der Schmerzreduzierung von CRPS helfen. Die bisherigen Therapieerfolge sind oftmals sogar bei CRPS-Patienten zu erreichen, die zuvor gegenüber anderen Therapieverfahren resistent erschienen. Auch die Nachhaltigkeit des Behandlungserfolgs stimmt optimistisch, wonach sich nach bisherigen Erkenntnissen bei vielen Patienten die Schmerzreduzierung langfristig zeigt. Nicht ohne Grund wird Biofeedback inzwischen auch in zahlreichen Schmerzkliniken eingesetzt. In Abhängigkeit vom jeweiligen Krankheitsbild erfolgt hier die Anwendung in Einzel- oder Gruppentherapien.

Ursprünglich resultiert Biofeedback aus der Verhaltensmedizin. Durch Biofeedback lernt der Patient, seinen Körper und dessen Funktionen bewusster wahrzunehmen. Wenn man die Bezeichnung „Biofeedback" genauer hinterfragt, wird deutlicher, was hiermit gemeint ist. „Bio" bedeutet Lebensvorgänge und „Feedback" steht für Rückmeldung. Hiermit sind Informationen des Körpers gemeint, denen man sich eigentlich nicht bewusst ist.

Die Biofeedback-Methode ist in der Lage, bestimmte Vorgänge im Körper wie beispielsweise die Durchblutung oder die Anspannung der Muskeln sichtbar zu machen.

Diese Veranschaulichung erfolgt meistens auf einem Bildschirm, den der Patient während der Behandlung einsehen kann oder in Form von akustischen Signalen.

Das Ziel der Biofeedbackmethode ist es, dem Patienten zu vermitteln, dass er seine Körperfunktionen und seinen Gesundheitszustand durch bestimmte psychische Lernprozesse selbst beeinflussen und verbessern kann. Dies ist möglich, indem psycho-physiologische Prozesse, die zumeist unbewusst ablaufen, durch „Feedback" (also Rückmeldungen) wahrnehmbar gemacht werden. Diese Rückmeldungen zeigen sich durch körperliche Reaktionen wie etwa Bluthochdruck und Muskelanspannung. In Echtzeit werden Messungswerte derartiger Körperfunktionen erstellt und dem Patienten auf dem Bildschirm angezeigt. Hierdurch können Patienten lernen, durch den eigenen Willen ihre physiologischen körperlichen Vorgänge gezielt mental zu beeinflussen. Wenn das Biofeedbackgerät beispielsweise körperliche Stressfaktoren aufzeigt, kann der Patient durch seine eigene direkte Beeinflussung diese Faktoren reduzieren. Oder bei Durchblutungsstörungen etwa lassen sich durch die Biofeedback-Methode gute Behandlungsergebnisse erzielen, indem eine verbesserte Durchblutung erreicht wird.

Durch eine optimierte Durchblutung wird der Körper in die Lage versetzt, seine Selbstheilung voranzutreiben und Schmerzen abzumildern. Somit kann Biofeedback auch CRPS- Patienten dazu verhelfen, durch ihr eigenes Verhalten eine Schmerzlinderung herbeizuführen.

Neben der Beeinflussung der Durchblutung lassen sich zahlreiche weitere Körperfunktionen steuern, wie auch unter anderem das Atmen, die Muskelaktivität, die Körpertemperatur, die Herzfrequenz und die Aktivität der Schweißdrüsen.

Doch nicht nur eine selbst gesteuerte Verhaltensänderung kann sich auf den Körper auswirken, sondern es ist durch Biofeedback außerdem möglich, auch herauszufinden, welche weiteren Einflüsse sich positiv oder negativ auf das gesundheitliche Wohlbefinden auswirken. Dies können äußere Umstände sein, aber auch etwa, ob sich bestimmte Medikamente dazu eignen, das Befinden zu verbessern, oder wie sich bestimmte äußere Einflüsse wie Gerüche oder Geräusche auswirken.

Die genaue Wirkungsweise der Biofeedback-Behandlung ist noch nicht in allen Details entschlüsselt. Nach derzeitigen Erkenntnissen kommt jedoch der bewussten Entspannung eine sehr große Bedeutung zu.

Während einer Biofeedback-Anwendung werden elektronische Sensoren, die mit dem Biofeedback-Gerät verbunden sind, an mehreren Körperstellen angebracht, bei CRPS ist es der vom Schmerz betroffene Körperteil.

Die Sensoren werden benötigt, um die körperlichen Rückmeldungen zu ermöglichen und diese zu dokumentieren. Diese Rückmeldungen resultieren aus der Atmung, Muskelspannung, dem Blutdruck, Herzschlag, Hautwiderstand sowie den Hirnströmen.

Das Biofeedback-Gerät zeigt dieses hieraus hervorgehende Feedback in Form von Tonsignalen oder blinkenden Lampen. Bei einem ansteigenden Blutdruck kommt es etwa zu einer erhöhten Tonlage, sinkt der Blutdruck, wird der Ton wieder niedriger.

Sobald man die Reaktionen des Körpers kennt, ist es möglich, Methoden wie Entspannungstechniken oder geführte Imagination zu erlernen, anhand derer diese Reaktionen abgemildert werden. Dies ist möglich, indem der Patient zunächst erlernen und erkennen muss, wie er durch sein Verhalten (Gedanken, Entspannung etc.) die Körperreaktionen beeinflussen kann. Durch diesen Lernprozess wird er in die Lage versetzt, sein Verhalten zu steuern, um ungünstige Körperreaktionen zu vermeiden und positive zu stärken. Das Verhalten des Patienten betrifft in erster Linie seine Denkinhalte. Durch kontrolliertes Ausprobieren verschiedener Vorstellungen kann er anhand von Biofeedback nachempfinden, wie der Körper reagiert.

Beim Morbus Sudeck ist beispielsweise die Beeinflussung der Durchblutung von großer Bedeutung für die Therapie. Denn sehr häufig geht Morbus Sudeck mit einer beeinträchtigten Durchblutung einher. Durch bestimmte Biofeedback-Anwendungen lernt der Patient, wie er den Blutfluss beeinflussen kann, um eine erhöhte Temperatur und Schmerzreduzierung in einem bestimmten Körperteil zu erreichen. Damit dies möglich ist und Biofeedback effektiv wirken kann, muss der Patient in der Regel bereit sein, mehrere Biofeedback-Techniken auszuprobieren.

Sobald diese Techniken erlernt sind, können sie auch ohne das Biofeedback-Gerät angewendet werden. Für einen dauerhaften Behandlungserfolg ist regelmäßiges Training unerlässlich.

Im Gegensatz zu einer medikamentösen Behandlung ist bei Biofeedback ein bisschen mehr Geduld erforderlich. Die ersten Behandlungserfolge zeigen sich in der Regel erst nach einigen Wochen, die Belohnung jedoch ist vielversprechend, denn die Nachhaltigkeit ist bei vielen Patienten dauerhafter als bei einer medikamentösen Therapie.

DENAS-Therapie

Als eine Weiterentwicklung der Transkutanen Elektrischen Nervenstimulation (TENS) gilt die Dynamisch Elektrische Nervenadoptierte Stimulation, kurz auch als DENAS-Therapie bezeichnet. Sie ist sozusagen ein Überbleibsel des Kalten Krieges und war in den 1980-er Jahren ein geheimes Projekt russischer Wissenschaftler, die für den Schutz der Kosmonauten sorgten.

Dabei ging es seinerzeit darum, die im Weltall tätigen Kosmonauten vor möglichen Krankheiten zu schützen. Die Raumfahrt ist ein teures Unterfangen, und wenn ein Kosmonaut aufgrund einer Erkrankung nicht wie geplant arbeiten kann, bedeutet dies ein großes Risiko für das gesamte Projekt. Somit stand die Gesunderhaltung der Kosmonauten immer an oberster Stelle. Eine der größten Herausforderungen in der Raumfahrt besteht darin, dass die an Bord vorhandenen Flüssigkeiten ständig recycelt werden müssen. Dabei ist es jedoch nicht möglich, eventuelle Medikamentenrückstände herauszufiltern, sodass zwangsläufig alle Besatzungsmitglieder mit diesen konfrontiert werden und unabsehbare Risiken für die gesamte Besatzung auftreten.

Um diese Situation zu entschärfen, war es ein erklärtes Ziel der russischen Wissenschaftler, einen Verzicht auf Medikamente zu ermöglichen, indem eine Behandlungsmethode geschaffen wird, die bei einer großen Anzahl unterschiedlicher Krankheiten einsetzbar ist. Darüber hinaus sollte diese Methode in der Lage sein, dass sie als Selbstbehandlung durch die Kosmonauten erfolgen konnte.

In der Wissenschaft stieß man schließlich auf eine elektrische Reiztherapie, die über Akupunkturpunkte und Reflexzonen durchgeführt werden kann. Hierzu schuf man ein kleines handliches Gerät, das im Laufe der Jahre stetig Verbesserungen unterlag und letztendlich nicht nur den Kosmonauten zur Verfügung stand, sondern auch in vielen Kliniken eingesetzt wurde und heute noch wird.

Die Wirksamkeit dieser inzwischen als DENAS-Therapie bekannten Behandlungsmethode ist längst bestätigt, und so weiß man, dass sie bei zahlreichen verschiedenen Krankheiten Beschwerden lindern kann. Neben Schmerzreduzierungen sind auch Erfolge bei Entzündungen, Verspannungen, Erkältungen und vielen weiteren Erkrankungen möglich. Bei chronischen Erkrankungen wie dem CRPS sind mehrere Therapiezyklen nötig, während bei akuten Beschwerden sehr häufig eine sofortige Linderung erreicht werden kann.

Der Wirkmechanismus ist ähnlich wie bei der TENS-Therapie, denn beide Methoden basieren auf elektrischen Impulsen, die über die Haut in das Körpergewebe eindringen. Diese Impulse sorgen für eine Anregung der Meridiane und der Selbstheilung.

Im Unterschied zu anderen Methoden der Elektrostimulation kommt es bei der DENAS-Therapie zu einer Anpassung der Impulsstärke an die jeweilige dermo-elektrische Situation. Somit wird hierdurch quasi eine Kommunikation auf einer Biofeedback-Ebene ermöglicht.

Die DENAS-Therapie ist in Deutschland erst seit 2004 bekannt, hat sich in den letzten Jahren allerdings in vielen Naturheilpraxen etabliert. Auch für die Heim-anwendung gibt es handliche und einfach zu bedienende Geräte, für die keine umfangreichen medizinischen Vorkenntnisse erforderlich sind.

Nur vergleichsweise wenige Kontraindikationen sprechen bei einigen Patienten gegen die Anwendung der DENAS-Therapie. Insbesondere betrifft dies Personen mit akuten Fieberschüben, Thrombosen sowie mit elektronischen Implantaten wie etwa Herzschrittmachern. Um sicherzustellen, ob die DENAS-Therapie eingesetzt werden kann, sollte im Vorfeld ein Gespräch mit einem fachkundigen Therapeuten stattfinden.

Feldenkrais-Therapie

Einige CRPS-Patienten machen sehr gute Erfahrungen mit der Feldenkrais-Methode. Diese Behandlungsform bieten speziell ausgebildete Therapeuten an, häufig sind dies Physiotherapeuten mit einer entsprechenden Zusatzaus-bildung.

Die nach seinem Entwickler Moshé Feldenkrais benannte Therapie geht davon aus, Krankheiten vermeiden zu können, indem man falsche Körperhaltungen bewusst macht und diese durch einen Umlernprozess neu programmiert.

Durch die Feldenkrais-Methode wird es möglich, neue Bewegungsformen und –abläufe zu erlernen. Dabei sind keine gymnastischen oder sportlichen Leistungen erforderlich, weil kleine, sanfte Bewegungen und eine gewisse Aufmerksamkeit für die kleinen Unterschiede in der Bewegung die Grundlage bilden. Im Laufe der Behandlungsdauer kommt es dabei zu einer verbesserten Beweglichkeit der steifen Gelenke.

Grundsätzlich kann man sich die Feldenkrais-Methode anhand von DVDs und anderem Lehrmaterial selbst aneignen, sinnvoller und zumeist wesentlich effektiver ist es jedoch, wenn man sich durch einen erfahrenen Therapeuten zu den verschiedenen Übungen anleiten lässt.

Hochtontherapie

So wie die TENS-Therapie und die DENAS-Therapie, so gehört auch die Hochtontherapie zu den Methoden der Elektrotherapie. Erstmals erfolgte der Einsatz der Hochtontherapie in den 1950-er Jahren, seitdem unterlag sie einer stetigen Weiterentwicklung. Die Hochtontherapie basiert auf der Erkenntnis, dass elektrische Gewebsveränderungen immer in Verbindung mit biochemischen Veränderungen stehen.

Bei der Hochtontherapie wird hochfrequenter Wechselstrom eingesetzt, der im Unterschied zu einigen anderen Elektrotherapien wesentlich höhere Frequenzen aufweist, die zwischen 4.000 und 32.000 Hertz liegen. Durch die Frequenz und die Stromintensität stattfindende Wechselwirkung wird eine therapeutische Wirkung erreicht, bei der der gesamte Körper in das bestehende Schwingungsfeld einbezogen wird. Die Hochtontherapie wirkt auf den Zellstoffwechsel ein mit dem Ziel, diesen zu normalisieren. Der Körper erhält die Frequenzen über Elektroden, die mit dem Hochtongerät verbunden sind und die an verschiedenen Körperstellen wie etwa den Armen und Beinen angebracht werden.

Die Durchführung der Therapiesitzung erfolgt in zwei Stufen und zunächst als Ganzkörpertherapie, die zum Ziel hat, dass die Frequenzen durch den gesamten Körper fließen. In der zweiten Stufe werden die Frequenzen nur auf den schmerzenden Körperbereich gerichtet.

Insbesondere für Schmerzpatienten stellt sich die Hochtontherapie oftmals als ein großer Hoffnungsträger dar. Dies scheint auch bei CRPS-Patienten durchaus berechtigt zu sein, denn viele von ihnen berichten tatsächlich von deutlichen Verbesserungen ihres Befindens, sei es dass sich die Schmerzen zurückbilden, sich die Beweglichkeit der Gelenke verbessert oder sich der Muskelaufbau erkennen lässt. Auch eine Reduzierung oder sogar der gänzliche Verzicht der Schmerzmedikamente aufgrund der Hochtontherapie ist bei einigen Patienten möglich.

Die Hochtontherapie gilt als schmerzfrei und löst keine Nebenwirkungen aus. Lediglich ein leichtes Kribbeln weist die Patienten auf die Therapie hin. Nur wenige Kontraindikationen sprechen gegen den Einsatz einer Hochtontherapie. Überwiegend betrifft dies Patienten mit metallhaltigen Implantaten wie etwa Herzschrittmachern. Ob eventuell eine Kontraindikation vorliegt, wird der behandelnde Therapeut im Vorfeld abklären.

So wie bei anderen Methoden der Elektrotherapie, so kann auch die Hochtontherapie durch ein Heimgerät zuhause eingesetzt werden. Dies ist eine sinnvolle Alternative, wenn die Therapie langfristig angelegt ist.

Homöopathie

Homöopathie ist eine weitere Behandlungsform, die von vielen Morbus Sudeck Patienten zusätzlich eingesetzt wird. Welche homöopathischen Präparate zum Einsatz kommen, hängt von der jeweiligen Konstitution des Patienten ab. Je mehr Erfahrung der Therapeut im Umgang mit der Homöopathie hat, umso größer sind in der Regel die Chancen, dass er die jeweils individuell passenden Homöopathika auswählt.

Über die Erfolge mit der Homöopathie wird von den Betroffenen sehr unterschiedlich berichtet. Während einige Patienten sehr deutliche Verbesserungen erfahren, verlaufen bei anderen die homöopathischen Behandlungen ziemlich ergebnislos, wenngleich sie zuvor schon bei anderen Krankheitsbildern Erfolge mit der Homöopathie verspüren konnten.

Als sehr effektiv bei der Schmerzreduzierung zeigt sich bei vielen Patienten das Calcium phosphoricum in der Potenz C5 sowie Passiflora. Bei wetterbedingten Schmerzen, die sich bei Feuchtigkeit und Regen verschlimmern, kann der Einsatz von Dulcamara C4 hilfreich sein.

Magnetfeldtherapie

Auch wenn es heute den Anschein erweckt, als gehöre die Behandlung mit Magneten erst seit kurzer Zeit zu den Methoden der Naturheilkunde, so zeigt sich in der Geschichte, dass der Einsatz der magnetischen Wirkung schon über 2.000 Jahre zurückreicht. Waren es anfangs die Chinesen und Ägypter, so schwor auch seinerzeit Paracelsus auf die therapeutischen Möglichkeiten der Magneten, indem er magnetisierte Stücke des Magnetits bei seinen Behandlungen verwendete.

Die magnetisierten Steine setzte Paracelsus ein, wenn es etwa um Erkrankungen wie Durchfall, Arthritis und Blutungen ging. In der neueren Zeit war magnetische Salbe sehr verbreitet. So wurde diese in der Mitte des 19. Jahrhunderts in New York unter anderem bei der Behandlung von Kopfschmerzen, Verbrennungen, Zahnschmerzen, Entzündungen und Fieber eingesetzt.

Die Bedeutung des Magnetismus für die Gesundheit des menschlichen Organismus wird jedoch am deutlichsten durch die Feststellung des bekannten Nobelpreisträgers Prof. Werner Heisenberger (Physiker und Philosoph), der es quasi auf den Punkt brachte: „Die magnetische Energie ist die elementare Energie, von der das gesamte Leben des Organismus abhängt."

Die Therapiemöglichkeiten der magnetischen Kräfte haben sich in den vergangenen Jahrzehnten deutlich weiterentwickelt. Zahlreiche Studien und

Erfahrungen zeugen längst von der oft erstaunlichen Wirksamkeit, die von der magnetischen Energie ausgeht. Diverse Wirkmechanismen konnten inzwischen tiefgreifend wissenschaftlich untersucht werden.

So ist es auch nicht verwunderlich, dass sich im Laufe der Zeit die Akzeptanz sowie die Einsatzmöglichkeiten dieser Therapiemöglichkeit ausbreiteten und manifestierten. Insbesondere seit den 1970-er Jahren hat diese Entwicklung deutlich an Fahrt aufgenommen.

In ganzheitlich orientierten Praxen ist die Magnettherapie inzwischen nicht mehr wegzudenken und fast allgegenwärtig. Sogar manch schulmedizinisch aufgestellte Praxis verfügt über entsprechende Therapiegeräte.

Bestand das hauptsächliche Einsatzgebiet der Magnettherapie in der neueren Medizin zunächst bei schlecht heilenden Knochenbrüchen, so findet heute die Anwendung von Magnettherapien bei zahlreichen Krankheitsbildern statt. Zwar bildet auch jetzt noch immer die Orthopädie eines der größten Einsatzbereiche, wo es um Erkrankungen der Knochen geht, aber auch viele Rheumatologen, Sporttherapeuten, Heilpraktiker, naturheilkundlich orientierte Ärzte sowie balneologisch-physikalisch aufgestellte Therapiezentren bieten entsprechende Therapien an.

Dabei kommen magnetische Felder in Form von speziellen Geräten zum Einsatz, wie beispielsweise Magnetfeldmatten. Als besonders effektiv gelten Geräte, die in der Lage sind, pulsierende Magnetfelder zu erzeugen, die alle Körpergewebe durchdringen und somit auch tiefer liegende Gewebe wie etwa Knorpel und Knochen erreichen können. Dabei werden elektromagnetische Impulse erzeugt, die über verschiedene gesundheitsfördernde Eigenschaften verfügen.

Hierdurch wird eine verbesserte Sauerstoffversorgung des Gewebes erreicht und einem Sauerstoffmangel entgegengewirkt, der oftmals verantwortlich für einen Energiemangel in den Zellen gemacht wird. Hinzu kommt, dass anfallende Stoffwechselprodukte eine bessere Entsorgungsmöglichkeit erhalten und den Körper nicht unnötig lange belasten müssen. Insgesamt sorgt der Wirkmechanismus der Magnetfeldenergie zu einer Steigerung der Leistungsfähigkeit der Zellen und Organe, was sich automatisch durch eine verbesserte Vitalität des gesamten Organismus äußert.

Neuraltherapie

Die Neuraltherapie wird in der Regel in Kombination mit anderen Behandlungsmethoden eingesetzt und kommt bei vielen verschiedenen Krankheitsbildern in Betracht. Auch bei Morbus Sudeck wird immer wieder von sehr guten Erfolgen berichtet. Einerseits kann es zu Schmerzlinderungen kommen, aber auch die Beweglichkeit der betroffenen Gliedmaße verbessert sich häufig.

Doch was verbirgt sich eigentlich hinter der Neuraltherapie? Grundsätzlich geht es bei der Neuraltherapie darum, Störfelder, die über das vegetative Nervensystem vermittelt werden, festzustellen und zu beseitigen. Typische Störfelder dieser Art sind Narben. Um diese zu „entstören", werden sie mit Injektionen behandelt, die lokal wirksame Betäubungsmittel (meistens Procain) enthalten. Ziel einer derartigen Entstörung ist es, dass die Energie wieder frei fließen und demzufolge die Selbstheilung beginnen kann. Als Folge soll eine Linderung der chronischen Schmerzen eintreten.

Oftmals wird die Neuraltherapie in Form von Quaddeln eingesetzt. Dies erfolgt, indem das örtlich verabreichte Betäubungsmittel entlang der Nervenbahn für eine Hemmung der Reizleitung sorgen soll.

Die Neuraltherapie gilt als eine vergleichsweise nebenwirkungsarme Behandlungsmethode. Dennoch kann es in Einzelfällen auch hier zu unerwünschten Reaktionen kommen. Meistens sind diese auf die Unverträglichkeit der verwendeten Betäubungsmittel zurückzuführen.

Als Gegenanzeigen für die Neuraltherapie gelten Erkrankungen des Herzens, Bluthochdruck, schwerwiegende Infektionskrankheiten und die Einnahme von blutgerinnungshemmenden Medikamenten.

Redox Signal Moleküle

Die Redox Signal Moleküle sind erst seit etwa 2 Jahren in Deutschland bekannt, aber aufgrund ihrer oft sehr erstaunlichen Wirkungen bei unterschiedlichsten gesundheitlichen Herausforderungen sind sie inzwischen zu einem festen Bestandteil in einigen ganzheitlich orientierten Praxen geworden.

Redox Signal Moleküle werden weltweit seit 20 Jahren intensiv erforscht. Man weiß inzwischen, dass ohne sie die Heilungsprozesse des Körpers nicht möglich wären und dass sie für den menschlichen Körper unentbehrlich sind, ja, der Mensch sogar sterben würde, wenn er nicht mit einer ausreichenden Menge versorgt würde.

Bis zum Alter von 12 Jahren produziert der Körper in der Regel genügend dieser wichtigen Moleküle, doch ab diesem Alter lässt die Produktion merklich nach. Und je weniger dieser Moleküle verfügbar sind, umso anfälliger für gesundheitliche Herausforderungen werden wir.

Dies wird darauf zurückgeführt, dass die Redox Signal Moleküle geschädigte Zellen erkennen können und entsprechende Signale aussenden. Hieraus folgt, dass die Zelle repariert wird oder eine Abschiebung in den natürlichen Zelltod erfolgt, wenn keine Reparatur mehr möglich ist. In diesem Fall wird die eliminierte Zelle ersetzt, indem die Moleküle ein Signal an eine gesunde Nachbarzelle senden. Diese wird sich daraufhin duplizieren und den leeren Platz der beseitigten Zelle übernehmen.

Durch diesen einzigartigen Mechanismus wird ein Wiederherstellungsprozess für die Zellen und das Gewebe erreicht und Selbstheilungsprozesse werden aktiviert. Auf dieser Basis ist es vorstellbar, dass die Moleküle einen Reparatur-mechanismus in Gang setzen, von dem die Gesundheit in vielerlei Hinsicht profitieren kann, egal, ob es sich um Schmerzen oder andere gesundheitliche Baustellen handelt.

Der Einsatz der Redox Signal Moleküle erfolgt innerlich, indem ca. 120 ml täglich getrunken werden. Bei Schmerzen hat sich das zusätzliche mehrmals tägliche Aufsprühen auf die Schmerzbereiche als sehr hilfreich gezeigt.

Transkutane Elektrische Nervenstimulation (TENS)

Die Transkutane Elektrische Nervenstimulation (TENS) zählt zu den nicht invasiven Behandlungsmöglichkeiten und ist bereits seit den 1970-er Jahren bekannt, dennoch gehört sie nicht zu den weit verbreiteten Therapieverfahren.

Sie wird bei verschiedenen Krankheitsbildern und insbesondere bei Schmerz-erkrankungen eingesetzt. Auch bei der Behandlung von CRPS wird immer wieder von guten Erfahrungen mit der TENS-Therapie berichtet, indem sie meist begleitend zur medikamentösen Schmerztherapie angewendet wird. Hier kommt sie insbesondere im fortgeschrittenen Krankheitsstadium zum Einsatz.

Bei der TENS-Behandlung werden mithilfe eines speziellen Gerätes (Nieder-frequenzgenerator) bestimmte Körperareale elektrisch gereizt. Das TENS-Gerät ist mit Elektroden verbunden, die mit Gel auf der Haut des betroffenen Körper-bereichs fixiert werden.

Über diese Elektroden werden niederfrequente Reizströme an den jeweiligen Nerv geleitet, infolgedessen eine verstärkte Reizleitung erzeugt wird.

Entscheidend für den Behandlungserfolg ist, dass der hierbei erzeugte elektrische Impuls über eine vergleichbare Frequenz verfügt wie der Schmerzimpuls, der von der Nervenzelle ausgeht. Hierdurch wird erreicht, dass körpereigene schmerzunterdrückende Prozesse im Zentralnervensystem ausgelöst werden. Hinzukommt, dass der Körper durch die TENS-Therapie vermehrt schmerzhemmende Substanzen wie Endorphine produziert. Diese werden im Gehirn und Rückenmark ausgeschüttet. Die auch als „Glückshormone" bezeichneten Endorphine sorgen dafür, dass der Schmerz nicht mehr so stark oder gar nicht mehr empfunden wird.

Ein weiteres Behandlungsziel besteht in der Heraufsetzung der Schmerzwelle. Schließlich verbessert sich auch die Durchblutung der behandelten Körperbereiche, und Muskelverspannungen können sanft gelöst werden.

Der Wirkmechanismus der TENS-Therapie soll einen noch optimaleren Effekt erreichen, wenn die Stimulationsfrequenz zwischendurch verändert wird. Einige TENS-Geräte verfügen über ein spezielles Programm, bei dem entsprechende Frequenzwechsel automatisch erfolgen.

Die Basis der TENS-Therapie bildet die Annahme, dass einige Nervenfasern der Haut in der Lage sind, entsprechende Impulse besonders schnell an das Rückenmark weiterzuleiten als andere. Diese künstlich ausgelösten Impulse treffen vor den eigentlichen Schmerzimpulsen im Rückenmark ein, womit erreicht werden soll, dass die eigentlichen Schmerzimpulse blockiert werden.

Insgesamt gesehen gilt die TENS-Therapie als nebenwirkungsarm. Mit Nebenwirkungen ist hauptsächlich dann zu rechnen, wenn eine falsche Geräteeinstellung erfolgt, die nicht der individuell notwendigen Stromstärke und der Dauer und Anzahl der einzelnen Impulse entspricht. Auch falsch angelegte Elektroden können zu unerwünschten Symptomen führen, indem Hautirritationen oder eine Verstärkung der Schmerzen auftreten. Ganz besondere Sorgfalt sollte man walten lassen, wenn die Anwendung im Halsbereich erfolgt. Auf offene Wunden und erkrankte Hautbereiche dürfen die Elektroden nicht angelegt werden.

TENS-Therapien sind in einigen Physiotherapiepraxen möglich, aber auch eine Anwendung zuhause ist heute sehr weit verbreitet. Diese ist möglich, indem man sich ein entsprechendes Heimgerät ausleiht oder erwirbt.

Wenn die TENS-Therapie in Frage kommt, sollte dieses Anliegen immer mit dem behandelnden Arzt besprochen werden. Er kann gegebenenfalls ein Rezept ausstellen, wenn die TENS-Therapie über einen Physiotherapeuten laufen soll. Darüber hinaus wird er auch darüber informieren, wenn eine derartige Behandlung seiner Meinung nach nicht angezeigt ist. Insbesondere ist dies dann der Fall, wenn jemand einen Herzschrittmacher trägt, schwanger ist oder an Epilepsie erkrankt ist.

Auch ein Gespräch mit der Krankenkasse kann sich lohnen. Wenn man ein TENS-Gerät für die Heimanwendung benötigt, sollte **vor** dem Kauf eine mögliche Zuzahlung oder Komplettübernahme der Kosten mit der Krankenkasse geklärt werden. Ein Heimgerät hat den großen Vorteil, dass die Anwendung jederzeit und mehrmals täglich erfolgen kann. Gerade für Personen, die durch die Krankheit stark in ihrer Mobilität eingeschränkt sind, und für die eine Fahrt zum Arzt immer mit besonderen Anstrengungen verbunden ist, bedeutet dies eine enorme Erleichterung.

Die Heim-Anwendung ist sehr einfach und bedarf keiner umfangreichen Einweisung. Die Heimgeräte sind sehr handlich und in der Regel mit automatisierter Einstellung der Impulsdauer und Frequenz ausgestattet.

Psychotherapie als unterstützende Maßnahme

So komplex sich CRPS darstellt, so vielfältig muss auch bei den meisten Patienten das Behandlungskonzept erstellt werden. Zusätzlich zu der medikamentösen Behandlung sowie der Physio- und Ergotherapie wird besonders bei schwerwiegenden Krankheitsverläufen die Psychotherapie bei vielen Patienten als eine unterstützende Maßnahme einbezogen.

Wenn sich die Schmerzen und die weiteren Symptome als schwer behandelbar oder sogar therapieresistent zeigen und sie bereits einen chronischen Zustand eingenommen haben, dann beschränkt sich das Behandlungskonzept in der Regel nicht mehr nur ausschließlich auf rein körperliche Maßnahmen. In dieser Phase ist es bei vielen Patienten angebracht, ergänzend zu den Basistherapien psychologische oder psychotherapeutische Unterstützung einzubeziehen.

Hierbei geht es nicht darum, die Schmerzen zu psychiatrisieren, weil nach schulmedizinischem Verständnis womöglich keine erklärbare Ursache für die Therapieresistenz gefunden wird. Es geht vielmehr darum, Unterstützung im Umgang mit den chronischen Schmerzen und den eventuell vorliegenden körperlichen Handicaps zu erfahren.

Chronisch verlaufende Erkrankungen wie Morbus Sudeck bedeuten nämlich nicht nur körperliche, sondern auch psychische Belastungen und Einschränkungen. Viele Faktoren sind hier relevant, die der betroffene Patient aufgrund der Erkrankung psychisch zu verarbeiten hat. Meistens steht dies im Zusammenhang mit dem Ausmaß der Erkrankung.

Je stärker die Schmerzen ausgeprägt sind, sich die Leistungsfähigkeit reduziert, die Mobilität eingeschränkt wird und die Abhängigkeit von anderen Menschen vorhanden ist, umso größer ist die Gefahr, dass zusätzlich zu den körperlichen Beschwerden auch die Seele stark belastet wird. Beim CRPS sind es meistens die unerträglichen chronischen Schmerzen, die den betroffenen Patienten psychisch zusetzen. Man muss sich an dieser Stelle vorstellen, wie es sich anfühlt, jeden Tag, 24 Stunden lang, ohne Pause höllische Schmerzen aushalten zu müssen. Wer noch nie von starken Schmerzen betroffen war, wird sich hier schwer tun, wirklich nachempfinden zu können, was das bedeutet und was das mit einem Menschen macht. Wie extrem dies nicht nur körperlich, sondern auch psychisch belastet.

So ist es nicht selten, dass derart schlimme Schmerzen den Betroffenen völlig zermürben und sogar Depressionen auslösen können. Insbesondere wenn die Erkrankung schon lange besteht und bereits verschiedene Therapiemaßnahmen erfolglos durchgeführt wurden, kaum noch Hoffnung auf eine Besserung besteht, dann führen die unerträglichen Schmerzen bei vielen Patienten unweigerlich in die Hölle der Depressionen.

Die psychische Belastung zeigt sich aber auch durch eine starke Ängstlichkeit, emotionale Labilität und übertriebene Aggression. Nicht selten ist auch eine Somatisierungstendenz zu beobachten. Hier gilt es zu beachten, dass die psychischen Symptome aus dem Morbus Sudeck resultieren und nicht umgekehrt. Diese Sichtweise ist leider noch nicht bis zu allen Therapeuten durchgedrungen, sodass es immer noch Fälle gibt, bei denen CRPS als psychosomatische oder psychogene Erkrankung angesehen wird, obwohl diese Sichtweise als längst überholt gilt.

Auch aufgrund der Langwierigkeit der Krankheit wird heutzutage häufig eine zusätzliche Begleitung durch einen Psychotherapeuten empfohlen, denn der behandelnde Facharzt wird diesen Part aufgrund von Zeitmangel und der zumeist nicht vorhandenen psychotherapeutischen Ausbildung kaum übernehmen können.

Zwar kann eine Psychotherapie gegen den Schmerz direkt nichts ausrichten, aber es sind viele andere Aspekte, die hierdurch eine wertvolle Unterstützung erfahren. So kann die Psychotherapie einen sehr wesentlichen Beitrag dazu leisten, dass der Umgang mit der Krankheit und dem Schmerz etwas leichter fällt.

Darüber hinaus fühlt man sich als betroffener Patient nicht mehr so alleingelassen mit seinen Sorgen, der Therapeut kann Hilfestellungen geben, wie man sich besser mit der Erkrankung arrangieren kann und Umstände akzeptieren lernt, die einem die Krankheit abverlangt. Durch Anregungen des Therapeuten kann der Patient Sichtweisen und Verhaltensweisen erlernen, damit die Erkrankung nicht mehr das ganze Leben bestimmt. Ergänzend zur Psychotherapie oder als Bestandteil dieser wird im Einzelfall auch eine Verhaltenstherapie hinzugefügt.

Auch das Selbstwertgefühl, das durch die körperliche Beeinträchtigung und möglicherweise auch Behinderung, stark eingeschränkt wird, erfährt durch die psychotherapeutische Begleitung eine sehr wichtige Unterstützung. Dies ist umso wichtiger, je intensiver die Erkrankung ausgeprägt ist.

In der Psychotherapie geht es darum, nicht nur die gegenwärtige Situation zu analysieren, sondern auch einen Blick in die Zukunft zu wagen. Wie sehen die Zukunftspläne aus? Ist eine finanzielle Absicherung gegeben und falls nicht, wie kann eine geschaffen werden? Wie sieht die berufliche Situation aus, besteht die Möglichkeit, eine Umschulung zu unternehmen oder einen anderen Arbeitsplatz innerhalb des Unternehmens zu bekommen? Der Psychotherapeut wird Impulse setzen, um die Angst um das Morgen zu reduzieren und wieder Hoffnung auf eine lebenswerte Zukunft aufkeimen zu lassen. Allerdings kann er nur Wege aufzeigen und Anregungen geben, die Umsetzung obliegt letztendlich dem Patienten selbst.

Darüber hinaus ist es auch wichtig, dass dem Patienten immer wieder vermittelt wird, die Hoffnung nicht aufzugeben. Wenn die Krankheit schon seit langer Zeit besteht, schwinden nicht selten der Lebensmut und die Hoffnung auf Besserung. Wenn dieser Punkt erreicht ist, sollte man als Betroffener selbst oder die Angehörigen den behandelnden Arzt darauf ansprechen. Dieser sieht seine Patienten in der Regel viel zu selten, als dass er derartige Veränderungen der psychischen Verfassung wahrnehmen würde. Hier ist es wichtig, sich nicht einfach mit der Verabreichung von Antidepressiva zufrieden zu geben, sondern eine therapeutische Gesprächstherapie einzufordern, die von einem Psychotherapeuten durchgeführt wird. Möglicherweise wird der behandelnde Arzt diese Vorgehensweise auch von sich aus vorschlagen, aber man sollte nicht unbedingt erst darauf warten.

Möglichkeiten für eine psychotherapeutische Therapieunterstützung gibt es heutzutage einige und sollten nach den individuellen Gegebenheiten ausgewählt werden. Ideal ist eine Psychotherapie, die im Rahmen einer Rehabilitationsmaßnahme erfolgt. Patienten, die aufgrund des Morbus Sudeck eine Reha (Kur) machen, haben in der jeweiligen Klinik oftmals auch die Möglichkeit, psychotherapeutische Hilfe in Anspruch zu nehmen. Je nach Klinikstruktur gibt es hier die Auswahl zwischen Einzel- und Gruppengesprächen.

Wenn die stationäre Therapie nicht ausreicht, kann sie nach dem Klinikaufenthalt häufig bei einem ortsansässigen Psychotherapeuten fortgesetzt werden. Wenn kein stationärer Klinikaufenthalt erfolgt, kann ein Psychotherapeut vor Ort anhand einer Überweisung des Hausarztes konsultiert werden.

Wer bisher in seinem Leben noch nie einen Psychotherapeuten aufgesucht hat, wird womöglich am Anfang der Therapie ein etwas mulmiges Gefühl empfinden. Vielleicht bekommt er auch schon Panik allein bei dem Gedanken daran, dass er sich in psychotherapeutische Behandlung begeben soll. Das verwundert nicht, wenn man bedenkt, wie viele Vorurteile in diesem Zusammenhang bestehen. Und wer denkt bei einem Psychotherapeuten auch nicht daran, dass man dort auf einer Couch liegt und sein ganzes Leben vor einem wildfremden Menschen ausbreiten soll?

Und mit der Lebensausbreitung ist es häufig nicht getan, denn da wird das ganze seelische Leben auseinandergepflückt, sodass am Ende kein Stein mehr auf dem anderen liegt. Außerdem – wer lässt sich schon gerne so in die allerprivatesten Karten schauen?

Doch sind diese Vorstellungen nicht inzwischen längst antiquiert? Sind diese Szenen nicht vielmehr in klamaukigen Fernsehserien zu finden als in der Realität? Die Wahrheit liegt vermutlich in der Mitte, und so wie es sicherlich bei Ärzten jeglicher Fakultät große „Qualitätsunterschiede" gibt, so darf man sicherlich auch bei Psychotherapeuten damit rechnen.

Und wenn man schließlich bei jemandem gelandet ist, bei dem man sich partout nicht aufgehoben fühlt, dann gibt es dort immer noch eine Tür nach draußen, die sich „Ausgang" nennt. Es ist nachvollziehbar, dass die „Chemie" zwischen dem Psychotherapeuten und dem Patienten stimmen muss, damit die Therapie erfolgreich verlaufen kann.

Wird durch die Psychotherapie schließlich das Seelenleben in Einklang gesetzt, dann wird sich dies begünstigend auf das Schmerzgeschehen und den gesamten Gesundungsprozess auswirken. Umgekehrt gilt allerdings auch, dass psychische Belastungen sich negativ auf die Gesundheit auswirken können.

Stationäre Rehabilitationsmaßnahmen – eine Kur bei CRPS

Umgangssprachlich wird eine stationäre Rehabilitationsmaßnahme auch heute noch immer als „Kur" bezeichnet. Bei der Behandlung des CRPS ist ein Kuraufenthalt ein wichtiger Baustein, um den Heilungsprozess effektiv zu unterstützen. Schon viele Patienten mit CRPS haben von diesen Maßnahmen profitiert und berichten sehr positiv über ihre Erfahrungen. Dennoch kann leider nicht immer davon ausgegangen werden, dass tatsächlich auch die erhoffte Symptomlinderung und insbesondere die Reduzierung der Schmerzen erreicht werden kann.

Eine Kur kommt insbesondere dann in Frage, wenn aufgrund der Erkrankung eine dauerhafte Beeinträchtigung im Berufsleben und/oder Alltag zu befürchten ist. Dies ist dann der Fall, wenn die Beschwerden nicht zurückgehen, sich der Krankheitsverlauf als chronisch erweist oder der Erhalt der Arbeitskraft in akute Gefahr gerät.

Bei der Behandlung des Morbus Sudeck ist sie ein wichtiger Baustein, um den Gesundheitszustand zu verbessern und zu erreichen, dass ein weithin selbst bestimmtes Leben geführt werden kann. Grundsätzlich geht es bei Rehabilitationsmaßnahmen aber auch darum, die Leistungsfähigkeit wiederherzustellen, die Lebensqualität zu verbessern, sowie eine Wiedereingliederung in das Berufs- und Alltagsleben zu ermöglichen.

Besonders für betroffene Personen, die noch im Berufsleben stehen, ist eine schnelle und möglichst vollständige Genesung von allergrößter Bedeutung, um die Arbeitskraft wieder herzustellen und den Arbeitsplatz aufrechterhalten zu können.

Und wenn die Erkrankung bereits in jungen Jahren auftritt, ist es besonders wichtig, die Erwerbsfähigkeit aufrechtzuerhalten oder wiederherzustellen. Dies ist auch im Interesse der Leistungsträger, denn sie fürchten etwaige Folgekosten, die aus einer nicht funktionierenden Gesundheit resultieren können. Man stelle sich nur vor, wenn die Erkrankung im Alter von ca. 35 Jahren ausbrechen würde und eigentlich noch 30 Jahre Erwerbstätigkeit erforderlich wären, wie hoch dann die Kosten für die Rentenversicherung in diesem Fall ausfallen würden.

Unter ökonomischen Gesichtspunkten betrachtet steht sich ein Rentenversicherer also immer noch deutlich besser, eine Reha-Maßnahme zu finanzieren und hierdurch die Arbeitskraft wiederherzustellen, als viele Jahre lang eine Erwerbsunfähigkeitsrente zahlen zu müssen.

Die Prämisse „Reha vor Rente" kommt schließlich nicht von ungefähr. Und somit ist die Durchführung einer Reha-Maßnahme oft ein (letzter) Versuch des Versicherers, die Bewilligung einer Erwerbsunfähigkeitsrente abzuwenden.

Für nichtberufstätige Patienten ist die Sorge um den Arbeitsplatz zwar nicht vorhanden, aber auch für sie ist der Leidensdruck aufgrund des Morbus Sudeck oftmals ebenfalls enorm groß, weil auch viele Alltagstätigkeiten wie Körperhygiene, Anziehen und Haushaltsarbeiten zu einer großen Tortur werden können.

Die Durchführung von Rehabilitationsmaßnahmen ist ein Bestandteil der Gesundheitsfürsorge und dient der Rehabilitation bereits eingetretener gesundheitlicher Beeinträchtigungen als auch zur Vorbeugung. Leistungsträger dieser Maßnahmen sind die Krankenkassen und Rentenversicherungsträger. Während für berufstätige Patienten der Rentenversicherungsträger der richtige Ansprechpartner zur Bewilligung einer Rehamaßnahme ist, wenden sich nichtberufstätige Patienten und Rentner an ihre Krankenkasse. Von dem jeweilig zuständigen Leistungsträger ist es abhängig, welche Klinik möglich ist. Bei gesetzlich Versicherten gibt es die Möglichkeit, über eine Einzelfallentscheidung gegebenenfalls in einer Klinik ohne Kassenzulassung aufgenommen zu werden. Dieser Weg ist erfahrungsgemäß immer etwas mühsamer als sich auf eine Einweisung in eine Klinik mit Kassenzulassung einzulassen.

Wenn eine Rehabilitation aufgrund eines Unfalls erforderlich ist, werden die Kosten weder von der Krankenkasse noch vom Rentenversicherungsträger getragen, sondern laufen stattdessen über den Unfallversicherungsträger wie beispielsweise die Berufsgenossenschaft. Bei Sozialhilfeempfängern ist das jeweilige Sozialamt zuständig.

Um den bestmöglichen Nutzen einer Rehamaßnahme zu erreichen, empfiehlt sich der Aufenthalt in einer Fachklinik mit dem Schwerpunkt Schmerztherapie. Eine Reha-Klinik unterscheidet sich durch zahlreiche Merkmale von einem herkömmlichen Krankenhaus. Nicht nur die Unterbringung ist deutlich komfortabler, sondern auch der Tagesablauf.

Gemessen an den persönlichen Voraussetzungen und Erfordernissen wird ein individuelles Therapiekonzept erstellt, sodass in der Regel jeder Tag in der Klinik mit Programm gefüllt ist. Bei der Behandlung des Morbus Sudeck wird es vorrangig darum gehen, die Schmerzen zu reduzieren und die Beweglichkeit zu verbessern. Je nach Klinik wird das Behandlungskonzept Physiotherapie, Ergotherapie und Schmerztherapie beinhalten. Die hier vermittelten praktischen Übungen sind meistens so gestaltet, dass sie auch nach dem Klinikaufenthalt bequem zuhause fortgesetzt und in den Alltag integriert werden können.

Ein weiterer wichtiger Aspekt einer stationären Reha-Maßnahme wird allzu oft unterschätzt, dabei ist er von so großer Wichtigkeit. In der Klinik wird man feststellen, dass es einem nicht allein so geht, dass sich die Kranken- geschichten häufig ähneln und dass man sich von den Leidensgenossen oft besser verstanden fühlt als von allen anderen Mitmenschen. Das ist nachvollziehbar, denn wer sehr ähnliche Erfahrungen gemacht hat, wer auch unter so hartnäckigen Schmerzen leidet, Angst um seinen Arbeitsplatz hat, sich von den bisherigen Ärzten eventuell nicht richtig verstanden fühlt und so manchen Kampf mit der Kranken- und/oder Rentenversicherung ausgetragen hat, der fühlt sich in dieser zufällig entstandenen „Zweckgemeinschaft" der Mitpatienten sehr gut aufgefangen.

Dieser Aspekt wird in seiner Wirkung als Therapiebestandteil allzu oft vernach- lässigt, obwohl er sich sehr förderlich auf den Genesungsprozess auswirken kann. Nicht minder wichtig ist die Erkenntnis, dass man mit seinem Morbus Sudeck nicht allein in der Welt ist. Man lernt Leidensgenossen kennen, denen es womöglich sogar noch schlechter geht als einem selbst, was dazu führt, die Sichtweise auf die eigene Krankheit zu verändern und diese ein Stück weit aus dem Fokus herauszurücken.

In der Regel dauert ein stationärer Aufenthalt zwischen 3 und 4 Wochen. Je nach Ausprägung und Schweregrad der Erkrankung kann eine Verlängerung erfolgen. Alle vier Jahre ist es möglich, eine erneute stationäre Rehabilitation zu beantragen.

Wer nicht die Zeit, Anfahrt und den Aufwand für eine Kur auf sich nehmen kann oder möchte, hat die Möglichkeit, anstatt einer stationären Reha auch ambulante Therapiemöglichkeiten in Anspruch zu nehmen. Diese sind oftmals in speziellen Ambulanzen ortsansässiger Krankenhäuser möglich, aber auch in Physiotherapie- und Ergotherapiepraxen.

Effektiver sind in den meisten Fällen sicherlich die stationären Aufenthalte, weil hier die Alltagspflichten ausgeschaltet werden und eine „Rundum-Betreu- ung" stattfindet anstatt einer 30-minütigen Therapie zweimal pro Woche. Allerdings hat die ambulante Variante den Vorteil, dass der Patient nicht aus seinem persönlichen Umfeld und Alltag herausgerissen wird.

Doch manchmal sind es gar nicht die freiwilligen Entscheidungen, die dazu führen, anstatt einer stationären Kur eine ambulante Therapie wahrzunehmen. Denn auch wenn die Voraussetzungen für die Bewilligung einer Kur gegeben sind, und auch der behandelnde Facharzt die Notwendigkeit bestätigt, heißt dies noch lange nicht, dass der Leistungsträger dies genauso sieht. Im Zuge der Sparmaßnahmen kommt es heutzutage immer öfter vor, dass Erstanträge abgelehnt werden.

Manchmal hat man den Eindruck, als wäre das schon übliche Praxis, weil viele Antragsteller den mitunter steinigen Weg eines Widerspruchverfahrens scheuen. Doch lohnt sich dieser in vielen Fällen, auch wenn es etwas lästig anmutet, einen Gutachter des Medizinischen Dienstes aufsuchen zu müssen. Dies resultiert nicht zwangsläufig aus einem Widerspruch, ist allerdings nicht ungewöhnlich.

Ob sich die Mühe lohnt und am Ende tatsächlich eine stationäre Reha-Maßnahme bewilligt wird, hängt von diversen Faktoren ab, von denen man allerdings die wenigsten nachvollziehen bzw. einsehen kann. Sicherlich ist hier eine gewisse Hartnäckigkeit vonnöten, aber auch ein bisschen Glück ist die Voraussetzung für einen positiven Bescheid.

Hilfsmittel für den CRPS-Alltag

Je mehr die Krankheit voranschreitet, umso mehr nimmt die Beweglichkeit bei den meisten Patienten ab, und auf der anderen Seite die Herausforderung im Alltag stetig zu. Viele Kleinigkeiten, die für gesunde Menschen selbstverständlich sind, können nur noch mit großem Aufwand oder auch gar nicht mehr bewältigt werden. Um möglichst wenig auf die Unterstützung der Mitmenschen angewiesen zu sein, weil es einem selbst lästig ist, stets um diese oder jene Hilfe bitten zu müssen, bemüht man sich häufig, die Dinge doch irgendwie noch selbst bewerkstelligen zu können.

Man fordert dabei seine Kreativität heraus und eignet sich im Laufe der Zeit immer mehr Tricks und Handgriffe an, um mit den vielen alltäglichen Herausforderungen besser zurecht zu kommen.

Sei es, dass der Mund so manches Mal etwas festhalten muss (z. B. Haargummi, Kugelschreiber) oder dass der gesunde Arm, der bislang der Nebenarm war, nun viele Handgriffe erlernen muss. Mal gelingt es überraschend gut, manchmal jedoch weniger und einige Male geht es sogar völlig daneben. Nicht immer gehen die Fehlgriffe glimpflich aus, sondern können zu unnötigen Verletzungen durch Stürze oder dergleichen führen.

Damit es erst gar nicht soweit kommt, gibt es heutzutage eine große Auswahl an Hilfsmitteln, die den Alltag wesentlich erleichtern können und im Sanitätshaus erhältlich sind. Allen voran ist es die Besteckhilfe, die große Dienste leistet, aber auch ein Einhandbrettchen, eine Aufhebehilfe und Anziehhilfe sind sehr nützlich.

Darüber hinaus gibt es eine große Anzahl von Hilfsmitteln, die zur Ruhigstellung und Reduzierung von Bewegungsschmerzen eingesetzt werden wie insbesondere Schienen und spezielle Schuhe. Je nach Hilfsmittel und Bedürftigkeit werden diese in Absprache mit dem Physiotherapeuten vom Arzt verordnet, sodass die Krankenkassen in bestimmten Fällen die Kosten übernehmen. Neben den „klassischen" Hilfsmitteln wie Gehhilfen, orthopädischen Anfertigungen und Orthesen besteht bei einigen Erkrankungen auch die Möglichkeit einer Kostenübernahme für Hilfsmittel, die für den täglichen Gebrauch benötigt werden.

Knopfhilfe

Mit der Knopfhilfe ist es möglich, Knöpfe an Hemden, Blusen und Jacken mit nur einer Hand zu schließen und zu öffnen.

Tipphilfe

Beim CRPS der Hände wird es schwierig, Computerarbeiten zu verrichten. Eine Erleichterung bietet eine Tipphilfe, die mithilfe einer Klemme an der Hand befestigt wird. Mit der Tipphilfe können Tastaturen auf dem Computer, Telefon und Handy wesentlich leichter bedient werden, aber auch das Umblättern beim Lesen wird einfacher.

Tubenausdrücker

Mit dem Tubenausdrücker ist es möglich, Tuben (Zahnpasta, Ketchup, Senf etc.) mit nur einer Hand auszudrücken. Hierfür wird die Tube in den Tubenausdrücker eingeklemmt und durch einen Drehmechanismus ausgedrückt.

Flaschenaufschrauber

Mit dem griffigen Flaschenaufschrauber wird es wesentlich leichter, Flaschen zu öffnen.

Einhänderbrett

Dieses Brett für Personen mit nur einer funktionstüchtigen Hand hat an zwei Seiten erhöhte Ränder. Diese ermöglichen einen sicheren Halt von Brotscheiben und anderen Lebensmitteln, die man bestreichen möchte. Durch an der Rückseite angebrachte Kunststoffnoppen ist das Brett rutschfest.

Manche Bretter verfügen zusätzlich über einen Haltespieß. Dieser ist sehr praktisch, wenn es darum geht, etwas mit einer Hand zerteilen zu wollen wie etwa Obst oder Gemüse.

Verschlussöffner

Mithilfe eines Verschlussöffners können Personen mit nur einer funktionstüchtigen Hand Dosen öffnen. Der Öffner wird hierzu unter einen Küchenschrank geschraubt. Der zu öffnende Behälter wird mit dem Deckel nach oben gerichtet hineingeschoben, gedreht und hierdurch ganz einfach geöffnet.

Nagelbürste

Eine Nagelbürste, die auf der Rückseite mit zwei Saugknöpfen versehen ist, kann an einer Fliesenwand befestigt werden, sodass Personen mit nur einer einsatzfähigen Hand ihre Fingernägel reinigen können.

Was Sie selbst tun können - Tipps von Betroffenen

Bei einer Erkrankung wie Morbus Sudeck stellt sich zwangsläufig auch die Frage, was man selbst dazu beitragen kann, um den Gesundungsprozess voranzutreiben. Da die Symptome und das Ausmaß des Krankheitsbildes sehr unterschiedlich sind, lässt sich keine allgemeingültige Aussage hierzu machen, sondern die persönliche Situation sollte entsprechend berücksichtigt werden.

Grundsätzlich gibt es immer Möglichkeiten, den Heilungsprozess, aber auch den Umgang mit der Erkrankung und den Alltag, zu unterstützen und zu erleichtern:

- Eine regelmäßige Medikamenteneinnahme gehört zu einem erfolgreichen Schmerzmanagement und verbessert den Heilungserfolg maßgeblich. Nehmen Sie Ihre Medikamente so ein, wie es Ihr behandelnder Arzt anordnet. Halten Sie sich an die Einnahmezeit und Dosierung, und verändern Sie diese nicht eigenhändig.

- Nehmen Sie regelmäßig die notwendigen Kontrolluntersuchungen wahr. Diese sind notwendig, um den Heilungsverlauf zu beobachten, aber auch, um eventuelle therapeutische Korrekturen vornehmen zu können.

- Gehen Sie regelmäßig zum Arzt, insbesondere, wenn neue Symptome auftreten oder die Medikamente nicht die erhoffte Linderung mit sich bringen.

- Wenn Sie sich bei Ihrem behandelnden Arzt nicht gut aufgehoben fühlen, die Vertrauensbasis nicht gegeben ist und Sie verunsichert sind, ob die Fachkompetenz für Ihr Krankheitsbild ausreicht, zögern Sie nicht, einen für Sie passenden Arzt zu suchen oder zumindest eine Zweitmeinung einzuholen.

- Bleiben Sie standhaft, wenn Ihr behandelnder Arzt Ihre Erkrankung in die „Psychoecke" schieben möchte. Leider ist diese Meinung immer noch vereinzelt vertreten, dass Morbus Sudeck psychisch bedingt sei. Vielmehr ist es umgekehrt, sodass psychische Auffälligkeiten als Folge und nicht als Auslöser der Erkrankung zu betrachten sind.

- Diabetiker sind gut beraten, ihre Blutzuckerwerte unter Kontrolle zu bekommen. Denn durch Diabetes kommt es zu einer Beeinträchtigung der Durchblutung, sodass die Heilung der durch Morbus Sudeck geschädigten Nerven deutlich erschwert wird. Je besser die Blutzuckerwerte unter Kontrolle gebracht werden, umso besser sind die Aussichten auf einen erfolgreichen Gesundungsprozess des CRPS. Neben der strikten Einhaltung der diabetikerfreundlichen Ernährung sind tägliche Bewegung und die Aufrechterhaltung des Normalgewichts von sehr großer Bedeutung. Beobachten Sie unbedingt jegliche Veränderungen an Ihren Füßen, und sorgen Sie für eine regelmäßige professionelle Fußpflege.

- Eine veränderte Körperhaltung und ungewohnte Bewegungsabläufe, die aufgrund der Schmerzen erfolgen, können zu anderweitigen körperlichen Problemen führen, sei es in Form von Rückenschmerzen, Nackenverspannungen oder Schulterproblemen.

- Rauchen ist eines der größten Hindernisse für einen positiven Heilungsverlauf. Dies wird darauf zurückgeführt, dass es durch das Rauchen zu einer Verengung der Blutgefäße kommt. Hierdurch werden die erkrankten Körperbereiche nicht ausreichend mit Sauerstoff versorgt, sodass sich die betroffenen Gewebe nicht regenerieren können. Von Rauchern weiß man, dass schon allein der Zigarettenverzicht zu einer vollständigen Heilung des Morbus Sudeck führen kann.

- Beobachten Sie Ihren Körper sehr sorgfältig. Welche Bewegungsabläufe sorgen für eine Schmerzlinderung, wie reagiert der Körper nach der Einnahme der Schmerzmedikamente? Wie fühlen Sie sich nach der Physiotherapie? Bedenken Sie, dass nur Sie Ihren Körper täglich 24 Stunden lang spüren und erleben. Ihr Arzt kann hingegen immer nur Momentaufnahmen für seine Einschätzung heranziehen, sodass es für ihn sehr hilfreich ist, wenn Sie ihn durch Ihre eigenen Beobachtungen und Schilderungen unterstützen. So ist er in der Lage, wesentlich besser geeignete und individuell passende Therapiemaßnahmen zu finden.

- Viele Medikamente führen zu einem eingeschränkten Reaktionsvermögen, sehr häufig betrifft dies Schmerzmittel. Achten Sie daher unbedingt im Straßenverkehr und beim Bedienen von Maschinen auf eventuell auftretende Reaktionseinschränkungen, und gefährden Sie nicht unnötig sich selbst und Ihre Mitmenschen durch unbedachtes Handeln.

- Wenn die Krankheit Ihnen das Autofahren nicht mehr ermöglicht, erkundigen Sie sich in Ihrem Umfeld nach Fahr- und Mitnahmemöglichkeiten. Sprechen Sie Ihre Nachbarn, Bekannten und Familienmitglieder aktiv an, denn dass Ihnen eine Mitfahrgelegenheit von selbst angeboten wird, ist eher die Ausnahme.

- Wenn der Morbus Sudeck Ihre Füße oder Beine betrifft, sorgen Sie für bequeme und sichere Schuhe. Empfehlenswert ist es, die neuen Schuhe abends zu kaufen, weil dann die Füße in der Regel noch dicker als tagsüber sind.

- Eine Symptomverbesserung und eine hilfreiche Möglichkeit, die Schmerzen unter Kontrolle zu bekommen, kann durch Aktivitäten erreicht werden, die eine starke geistige Konzentration auf ein anderes Thema erfordern. Insbesondere sind dies Kreuzworträtsel, Computerarbeit, Stricken oder Malen.

- Wenn die Erkrankung zu einer stark ausgeprägten Gangunsicherheit führt, beseitigen Sie in Ihrem Wohnbereich Stolperfallen. Beschäftigen Sie sich außerdem rechtzeitig um die Anschaffung von Hilfsmitteln wie z. B. einen Gehstock oder Rollator. Zögern Sie diese Anschaffung nicht aufgrund falscher Eitelkeit unnötig raus. Es ist für Ihre eigene Sicherheit, nicht für die Ihrer Nachbarn, die Sie evtl. anfangs mit neugierigen Blicken nerven. Denn wenn Sie aufgrund überheblicher Eitelkeit stürzen, dann ist es Ihr Bein, das Sie dann womöglich wochenlang auskurieren müssen und nicht das Ihres Nachbarn.

- Beziehen Sie Ihre Familienangehörigen möglichst weitreichend in Ihre Situation ein. Je besser diese Ihre Situation nachempfinden können, umso mehr Verständnis wird Ihnen entgegengebracht. Überfordern Sie Ihre Familie jedoch nicht. Bedenken Sie, dass auch sie durch Ihre Erkrankung in vielerlei Hinsicht betroffen und eingeschränkt ist und auch für sie die Situation nicht immer einfach ist.

- Informieren Sie nicht nur Ihre Familienangehörigen, Freunde und Bekannten, sondern auch gegebenenfalls Ihre Arbeitskollegen bzw. Ihren Arbeitgeber. Hier ist sicherlich jeder Fall einzeln zu entscheiden, insbesondere was die Information an den Arbeitgeber angeht, ist sehr sensibel zu handhaben. Grundsätzlich sollte Ihre Offenheit dazu dienen, dass Ihr Umfeld Ihre gesundheitliche Situation verstehen und Ihnen behilflich sein kann. Doch seien Sie nicht überrascht, wenn das Echo anders als erwartet ausfällt.

- Bevor eine Erwerbsminderungsrente in Erwägung gezogen wird, sollten Möglichkeiten überprüft werden, trotz der körperlichen Einschränkung noch eine Berufstätigkeit auszuüben. Denn eine berufliche Aufgabe ermöglicht nicht nur eine bessere finanzielle Situation, mehr Selbstvertrauen und soziale Kontakte, sondern auch eine feste tägliche Struktur.

- Wenn die Erkrankung eine Berufstätigkeit außer Haus nicht mehr zulässt, sollten Sie nach Möglichkeiten suchen, von Zuhause aus arbeiten zu können. Viele Unternehmen bieten heutzutage Tätigkeiten an, die von einem Home-Office aus ausgeübt werden können, und zwar im Angestelltenverhältnis als auch als Freiberufler. Die heutige Technik und das Internet ermöglichen viele Chancen, eine Berufstätigkeit in die eigenen vier Wände verlagern zu können.

- Niemand versteht Sie so gut wie Gleichgesinnte, denn sie können Ihre Situation am besten nachempfinden und wissen um die Sorgen, die aufgrund der Erkrankung auftreten können. Auch ein reger Austausch bezüglich der Behandlungserfahrungen ist oftmals sehr nützlich und gibt neue Ideen und Impulse für das weitere Vorgehen bei der eigenen Therapie. Nehmen Sie daher Kontakt zu Mitpatienten auf, die Sie z. B. während Ihres Krankenhausaufenthaltes, über Facebook® oder Selbsthilfegruppen kennenlernen.

- Unterstützend zu allen medikamentösen und physiotherapeutischen Maßnahmen empfehlen CRPS-Experten Entspannungsverfahren. Diese wirken sich mildernd auf die Schmerzen aus, sodass sie besonders für Menschen mit chronischen Schmerzen einen wertvollen Beitrag zur Verbesserung der

Lebensqualität leisten. Autogenes Training, Yoga oder die Progressive Muskelentspannung nach Jacobson eignen sich sehr gut zur Ergänzung aller Therapiemaßnahmen. Zum Einstieg finden sich Kurse der Krankenkassen oder Volkshochschulen, aber auch Bücher und DVDs können Kenntnisse vermitteln.

- CRPS kann im Laufe der Zeit zu einer enormen psychischen Belastung führen. Die Gründe sind vielfältig, häufig ist es jedoch der zermürbende Schmerz, der den Betroffenen am meisten zusetzt. Nicht jeder hat mitfühlende Mitmenschen, die bereit sind, sich immer wieder das Wehleiden anzuhören. Gerade für diese Menschen ist es sehr hilfreich, wenn sie sich in einer anderen Form Gehör verschaffen. Als sehr effektiv zeigt sich hier das Aufschreiben all der Dinge, die einem schwer auf der Seele liegen. Durch das Aufschreiben verschafft man sich eine große Distanz zu diesen Sorgen. Es lässt die Sorgen nicht nur kleiner erscheinen, sondern auch der Umgang mit ihnen wird hierdurch erleichtert.

Das Leben mit CRPS

Viele an CRPS erkrankte Menschen erfahren in der Regel einen Leidensweg, der das bisherige Leben auf vielfältige Art und Weise beeinflusst. Denn neben den körperlichen und psychischen Auswirkungen kommt es auch im Alltag, im sozialen Miteinander, in der Arbeitswelt und nicht zuletzt auch im finanziellen Bereich zu spürbaren Veränderungen. Somit bedeutet für viele Betroffene die Diagnose CRPS nicht nur die Erkenntnis, schwer erkrankt zu sein, sondern gleichzeitig steht diese allzu oft auch für einen gravierenden Einschnitt in das bisherige Leben. So gibt es für einige dieser Menschen ein Leben vor und nach der Diagnose.

Besonders sind hiervon diejenigen betroffen, bei denen sich der Heilungs-prozess sehr in die Länge zieht, sich womöglich chronifiziert und die Aussichten auf eine vollständige Genesung mit jedem Tag noch schlechter werden. Gleichzeitig wird die Angst um die Zukunft mit jedem weiteren Tag größer, je länger die Erkrankung andauert. Dabei wird die Aussicht, dass die Krankheit womöglich einen ungünstigen Verlauf nimmt und dies dauerhafte Einschränkungen des bisherigen Lebens mit sich bringt, zunehmend als beunruhigend und bedrohend empfunden.

Schreitet die Krankheit fort und erreicht das Stadium 3, beschreiben die Betroffenen ihre Situation meist als ein Leben in der Hölle. In dieser Krank-heitsphase sind es hauptsächlich die unerträglichen Schmerzen, die die Lebensqualität so negativ beeinflussen und im Mittelpunkt der Erkrankung und des Alltags stehen. Alles dreht sich nur noch darum, wie man die Schmerzen unter Kontrolle bekommen kann, welche Therapieoptionen man noch nicht ergriffen hat, welche Strohhalme womöglich doch noch existieren, an denen man sich festhalten kann, um nicht völlig zu verzweifeln.

Fehlendes Verständnis der Mitmenschen

Die CRPS-Erkrankung ist sehr facettenreich und fordert die Betroffenen in mehrfacher Hinsicht. Dabei ist es nicht nur die Krankheit selbst, die die Patienten strapaziert, sondern auch das soziale Miteinander wird einer großen Zerreißprobe ausgesetzt.

Für die Betroffenen ist es besonders frustrierend, wenn ihre Mitmenschen nur wenig Verständnis für ihre Erkrankung und die damit einhergehenden Einschränkungen aufbringen. Dies betrifft die Familienangehörigen, Freunde und Bekannten gleichermaßen wie die Arbeitskollegen und sogar Ärzte, auch wenn man dies von letzteren am wenigsten erwarten sollte.

Häufig geht es um das fehlende Verständnis für die unerträglichen höllischen Schmerzen. Selbst die nahestehenden Angehörigen, die das Leid dieser Schmerzen hautnah miterleben, können zumeist nur erahnen, wie schmerzhaft die Erkrankung sich tatsächlich anfühlt. Wahrscheinlich kann nur derjenige den Leidensdruck wirklich nachempfinden, der selbst ähnliches schon am eigenen Körper erfahren hat. Der weiß, wie es sich wirklich anfühlt, wenn jede Bewegung schmerzt und man trotz vieler Medikamente und anderer Therapien die Schmerzen nicht in den Griff bekommen kann.

Auch der Umstand, dass Morbus Sudeck in vielen Fällen nicht auf den ersten Blick erkennbar ist, erschwert bei vielen Mitmenschen die Akzeptanz der Erkrankung. Viele von ihnen würden dies zwar nicht offen zugeben, aber dennoch ist er allzu oft präsent, dieser unterschwellige Gedanke oder auch klar geäußert, dass das Leid und Wehklagen doch völlig übertrieben sei. Das bisschen geschwollene Hand kann doch nicht so schlimm sein, wozu so ein Aufstand?

Überhaupt – das ganze Krankheitsgehabe geht vielen gesunden Mitmenschen eigentlich nur auf die Nerven, und sie fragen sich:" Wann hört das endlich wieder auf und kehrt das alte Leben zurück?"

Zum Leidwesen der Betroffenen kann es somit nicht selten zu unliebsamen Fehleinschätzungen kommen. Als wäre man mit der Erkrankung nicht schon genug „gestraft", kommen quasi unliebsame Auseinandersetzungen mit den Mitmenschen noch „oben drauf". Wen verwundert es da, dass sich so manch ein Morbus Sudeck Patient lieber einen Beinbruch oder eine andere optisch erkennbare Erkrankung wünscht, mit der jeder etwas anfangen kann und bei der die damit einhergehenden Beeinträchtigungen nachzuempfinden sind. Eine Krankheit, die „salonfähig" ist, die „da draußen" akzeptiert wird, die jeder sehen kann und die man nicht noch lang und breit erklären muss, für die man sich auch nicht ständig rechtfertigen muss, das wäre doch viel einfacher als diese unsichtbare unerklärbare Krankheit, die niemand kennt.

Doch bei aller Bitterkeit, die in diesen Situationen aufkeimt, sollte bedacht werden, dass die Erkrankung nicht nur für den Betroffenen selbst eine große Herausforderung darstellt, sondern auch für die Angehörigen und Freunde. Sie werden damit konfrontiert, dass sich ihr Mitmensch krankheitsbedingt in vielen Situationen völlig anders verhält, als dies in gesunden Zeiten war. So unfreiwillig, wie der Betroffene erkrankt ist und in eine für ihn neue Situation katapultiert wurde, so unfreiwillig werden auch die Mitmenschen mit dieser Herausforderung konfrontiert. Bei ihnen setzt man als Betroffener voraus, dass sie einen mit viel Verständnis, Geduld und Fürsorge begegnen.

Doch auch für sie bedeutet die Erkrankung eine gravierende Veränderung des bisherigen Lebens und einen stetigen Prozess, sich mit den Entwicklungen zu arrangieren, die die Krankheit mit sich bringt. Es ist sicher wichtig, in diesem Kontext beide Seiten zu sehen.

Unzureichende Unterstützung der Ärzte

Wie bereits mehrfach in diesem Buch erwähnt, ist die Erfahrung vieler CRPS-Patienten im Umgang mit Ärzten ziemlich unbefriedigend. Dies betrifft nicht nur den langen steinigen Weg bis zur Diagnose, sondern leider auch allzu oft die Therapie. Die Erfahrung zeigt, dass die meisten Ärzte bislang nur die Verordnung von Schmerzmedikamenten parat haben und sich weiteren dringend erforderlichen Therapiemaßnahmen verschließen.

Ausnahmen bestätigen natürlich die Regel, aber von auffallend vielen Morbus Sudeck-Patienten wird eine unzureichende Akzeptanz seitens der Ärzteschaft beklagt.

Das Zuhause wird zur Apotheke

Bei vielen CRPS-Patienten ist die Krankheit optisch nicht sofort offensichtlich, sondern zeigt sich erst bei genauerer Betrachtung.

Anders jedoch sieht es häufig in ihren eigenen vier Wänden aus, wo die Erkrankung allseits präsent zu sein scheint und nicht mehr zu übersehen ist. Überall stehen und liegen Medikamente herum, stellenweise sieht es aus wie in einer gut sortieren Apotheke, die auf Schmerzmittel spezialisiert ist. Die Regale quillen über, und man hat das Gefühl, dass hier alles, was auch nur halbwegs den Eindruck erweckt, als wäre es in der Lage, Schmerzen zu beseitigen, vertreten ist.

Dazu kommen diverse Hilfsmittel, die den Alltag erleichtern und für gesunde Menschen im ersten Moment befremdlich und störend wirken können. Nicht jeder gesunde Mitmensch möchte mit diesen Dingen konfrontiert werden.

Schlafen

Selbst nachts, wenn andere Menschen ihren Seelenfrieden finden und die Alltagssorgen mal getrost zur Seite schieben können, lässt einen die verdammte Krankheit nicht zur Ruhe kommen. Es ist, als fände sie einen überall, ganz egal, wohin man sich vor ihr zu flüchten versucht.

Erholsamer Schlaf jedenfalls sieht anders aus. Da wird man nachts ständig wach, weil die Schmerzen unerträglich werden, die Hand sich anfühlt, als stehe sie unter Strom oder würde gleich explodieren. Oder der Fuß brennt und man kann dieses schreckliche Gefühl einfach nicht ausschalten. Und auch trotz starker Schmerzmedikamente und Schlafmittel ist keine ungestörte Nachtruhe möglich. Immer wieder wird man ungnädigerweise von den Schmerzen wachgerüttelt und kann nur mit großer Mühe wieder einschlafen.

Wacht man morgens schließlich auf, fühlt man sich wie erschlagen. Man hat nur noch den Wunsch, im Bett bleiben zu können, am liebsten den ganzen Tag lang. Trotzdem rafft man sich am Ende auf, aber das Ergebnis der schlaflosen Nacht zeigt sich dann leider mit einer bleiernen Müdigkeit, die tagsüber nicht mehr von der Seite weicht. Als hätte man mit den Schmerzen nicht schon genug zu tun, fühlt man sich durch den unzureichenden Schlaf 30 Jahre älter und völlig kraftlos. Und viel zu schwach, um seine Alltagsaufgaben bewältigen zu können.

Beruf

Wenn der Morbus Sudeck stark ausgeprägt ist und trotz eines umfassenden Therapieprogramms die Erkrankung nicht besänftigt werden kann, ist es für diese Patienten nur noch mit allergrößter Mühe und Anstrengung möglich, den beruflichen Alltag zu bewältigen. Dies betrifft besonders CRPS-Patienten mit körperlichen Tätigkeiten, aber auch bei Bürotätigkeiten ist die Berufsausübung für viele Betroffene aufgrund der starken Schmerzen kaum noch möglich.

Man braucht sich im heutigen Berufsalltag nichts vorzumachen – Krankheiten haben hier keinen Platz und sind am liebsten nicht erwünscht. Es sind glückliche Ausnahmen, wenn jemand mit einer chronischen Erkrankung einen verständnisvollen Arbeitgeber an seiner Seite stehen hat. Einen, bei dem man nicht stetig Angst davor haben muss, krankheitsbedingt gekündigt zu werden, obwohl das „offiziell" ja nicht so einfach möglich sein soll. Einen, der akzeptiert, dass da auch mal Tage sind, an denen man nicht seine 100% Leistung abrufen kann oder aufgrund der Schmerzen hin und wieder oder auch öfter Fehlzeiten eintreten können.

Sicher, man muss in gewissem Rahmen auch Verständnis für den Arbeitgeber aufbringen. Gerade kleine und mittelständische Unternehmen geraten schnell ins Schleudern, wenn ein Mitarbeiter krankheitsbedingt immer wieder ausfällt. Das reißt mitunter große finanzielle Löcher in die Bilanzen dieser Firmen.

Oder was ist, wenn der Arbeitsplatz gewisse Risiken birgt, sei es, dass eine Maschine bedient oder ein Fahrzeug gelenkt wird oder besondere Aufmerksamkeit am Arbeitsplatz erforderlich ist. All dies ist mit einem chronisch kranken Mitarbeiter nicht so einfach umzusetzen.

Längere Ausfallzeiten erfordern auch die Wiedereingliederung und eventuell eine neue Arbeitsplatzgestaltung, die der Krankheit angepasst wird.

Doch es gibt Lösungen, die zwar nicht immer so optimal, aber dennoch besser sind als eine vorübergehend Arbeitslosigkeit und anschließende Hartz 4-Karriere. Für viele Betroffene ist der Schritt in die Selbständigkeit eine gute Option. Diese ermöglicht, dass man sich den Tag flexibel und das Leben selbstbestimmt gestalten kann. An guten Tagen ruft man seine volle Leistungsfähigkeit ab, an schlechteren, wenn die Schmerzen wieder Überhand nehmen, schaltet man stattdessen drei Gänge zurück.

Freizeitaktivitäten

Wenn man von einer chronischen Erkrankung betroffen ist, die mit starken Schmerzen einhergeht, ist es oft nicht oder nur unter erschwerten Bedingungen möglich, auch weiterhin seinen geliebten Freizeitaktivitäten und Hobbies nachzugehen.

Doch manchmal ist es nicht allein die körperliche Verfassung, die verschiedene Aktivitäten unmöglich macht, sondern es fehlt so manches Mal auch an der nötigen Motivation. Man kann sich nicht aufraffen, Aktivitäten zu unternehmen, traut sich womöglich das eine oder andere nicht mehr zu oder man zieht sich aufgrund der Erkrankung aus dem sozialen Umfeld zurück. Dies ist insbesondere der Fall, wenn man von sehr starken Schmerzen betroffen ist. An diesen Tagen möchte man am liebsten gar nicht aus dem Bett aufstehen und jegliche Aktivität vermeiden.

Wenn derartige Ruhetage eingelegt werden, ist grundsätzlich nichts dagegen einzuwenden. Es sollte allerdings nicht zur Gewohnheit werden, dass man nur noch planlos in den Tag hineinlebt und jegliche Aktivität vermeidet. Der Körper gewöhnt sich sehr schnell an eine solche Situation, was zur Folge hat, dass es zukünftig immer schwieriger wird, sich aufzuraffen. Erschwerend kommt hinzu, dass die körperlichen Funktionen durch die Schonung stetig nachlassen.

Dies ist insbesondere auf die Rückbildung der Muskeln zurückzuführen. Ein Teufelskreis entsteht, und die Gefahr wird stetig größer, dass die Krankheit das Leben mehr und mehr bestimmt.

Damit es nicht erst soweit kommt, sollte man rechtzeitig einige Vorkehrungen treffen. Sei es, dass man seine besten Freunde bittet, sie zu mehr Aktivitäten anzuspornen oder dass man täglich einen „Fahrplan" erstellt, welche Dinge zu erledigen sind. Dieser Plan sollte ausgewogen sein und neben alltäglichen Pflichtaufgaben auch Freizeitaktivitäten oder Hobbies enthalten. Durch einen fest strukturierten Tagesablauf gelingt es sehr gut, sich von der Krankheit und insbesondere den Schmerzen abzulenken. Wichtig ist auch, dass man seine Gedanken somit nicht ausschließlich auf die Erkrankung fokussiert, sondern sich diese auch mit ganz anderen Themen befassen.

Abends sollte man dann die Liste Punkt für Punkt abhaken. Man bringt hierdurch die vielen erledigten Dinge in Erinnerung, die man trotz der schmerzhaften Krankheit bewältigt hat. Dies ist nicht nur ein tolles Erfolgserlebnis, sondern liefert auch eine große Portion Motivation für den nächsten Tag.

Hieraus sollte allerdings kein falscher Ehrgeiz resultieren. Denn nicht jeder Tag ist gleich, und somit äußern sich die Schmerzen auch unterschiedlich stark. Gestalten Sie daher Ihren Tagesplan so flexibel, dass die Aktivitäten keine Überforderung bedeuten und der Plan kurzfristig auch an die jeweilige Tagesform angepasst werden kann. So sollten an sehr schmerzintensiven Tagen die geplanten Aktivitäten gegen mehr Entspannungsphasen ausgetauscht werden.

Die ursprünglich vorgesehenen Aufgaben werden dann am nächsten oder übernächsten Tag erledigt oder wenn deren Erledigung nicht verschoben werden kann, sollte man diese an Familienangehörige oder Freunde delegieren.

Unterstützung durch die Mitmenschen

Eine chronische Erkrankung wie Morbus Sudeck kann dazu führen, dass man sich von seinen Mitmenschen helfen lassen muss. Dies mag für einige Menschen kein Problem darstellen, aber für diejenigen, die bis dato ein sehr selbstbestimmtes Leben geführt haben, bedeutet dies eine sehr große Umstellung.

Dinge, die zuvor ganz selbstverständlich waren, sind aufgrund der Erkrankung teilweise oder sogar vollständig nicht mehr möglich.

Je nach körperlicher Beeinträchtigung können viele alltägliche Dinge zu einer großen Herausforderung werden, sei es die Körperpflege, das Anziehen, Essenzubereiten, Putzen oder Einkaufen. Es ist eine große Umstellung, wenn diese Dinge nicht mehr in der gewohnten selbstständigen Art und Weise bewältigt werden können.

Nicht jeder Mensch bittet seine Familienangehörigen und Freunde gerne um Hilfe und Unterstützung. Dabei geht es gar nicht allein um die Erledigung von Alltagsdingen, sondern auch um die Auseinandersetzung mit der Krankheit und ihren Folgen. Es ist selbstverständlich, dass die Erkrankung auch auf der psychischen Ebene dem Betroffenen viel abverlangt. Da ist auf der einen Seite die tägliche Konfrontation mit den schlimmen Schmerzen. Aber da sind auf der anderen Seite auch die Traurigkeit und Frustration. Sich hierüber mit seinen Mitmenschen austauschen zu können, bedeutet oft eine große Unterstützung und Erleichterung. Es heißt nicht umsonst, „sich etwas von der Seele zu reden".

Doch nicht jeder Betroffene und seine Mitmenschen sind dazu in der Lage, über derart unliebsame Dinge wie eine schwerwiegende Erkrankung zu reden. Man kann und sollte derartiges auch nicht erzwingen. Stattdessen kann es eine große Hilfe sein, einfach gemeinsam Zeit miteinander zu verbringen, sei es durch Kartenspielen, Fotos ansehen oder einen Ausflug in ein schönes Café.

Die Unterstützung der Mitmenschen braucht ja keine Einbahnstraße zu sein. Soweit es die eigene Gesundheit zulässt, kann man sich mit anderen Dingen revanchieren. Vielleicht ist man noch in der Lage, einen Kuchen zu backen, Marmelade zu kochen oder ein Bild zu malen. Kleine Geschenke erhalten die Freundschaft und sind eine sehr schöne Möglichkeit, seine Dankbarkeit zum Ausdruck zu bringen.

Der erschwerte Alltag

Wer an CRPS erkrankt ist, kann ein Lied davon singen, dass bereits Kleinigkeiten schmerzhafte Höllenqualen auslösen können. Morgens beim Zähneputzen fängt es schon an. Ist man Rechtshänder und die rechte Hand ist vom CRPS betroffen, wird man schon früh am Morgen im Badezimmer an seine Erkrankung erinnert. Die Hand schmerzt höllisch, man wechselt die Zahnbürste also in die linke Hand und hat am Ende alles andere als das Gefühl, dass die Zähne sauber geworden sind. Das Haar kämmen mit der linken Hand bringt nicht die gewünschte Frisur, und beim Kaffekochen rutscht einem prompt das Kaffeemehl aus der Hand. So ein Tag fängt schon „vielversprechend" an.

Beim Frühstück geht es „munter" weiter, jeder unbedachte Griff der CRPS-Hand löst ekelhafte Schmerzen aus. Ja, wenn man könnte, würde man ja nur allzu gerne die gesunde linke Hand einsetzen, aber man ist damit so völlig unbeholfen. Nichts klappt damit. Keine Flasche lässt sich öffnen, kein Dosenöffner betätigen, kein Schnürsenkel verschließen.

An größere Erledigungen wie Putzen, Staubsaugen und Bügeln denkt man als Morbus Sudeck Patient am besten gar nicht erst, denn die enden immer wieder frustrierend, weil alles nicht so geworden ist, wie man es eigentlich haben wollte. Damit dann doch das eine oder andere noch klappt, setzt man unter großen Schmerzen die CRPS-Hand ein, mit dem Ergebnis, dass die Bluse jetzt zwar wirklich schön gebügelt ist und das Wohnzimmer eine staubfreie

Zone geworden ist, aber als „Dank" dafür die Schmerzen nun unerträglich sind. Als hätte man es nicht vorher schon gewusst...

Sicher wird man in diesen Situationen des Arbeitseifers auch vom Ehrgeiz gepackt, will endlich wieder wie früher funktionieren und ein normales Leben führen. Was sagen die Ärzte schließlich auch immer: „Führen Sie Ihren Alltag soweit wie möglich weiter." Tja, wenn die wüssten, was das mit Morbus Sudeck wirklich bedeutet. Patentrezepte haben sie jedenfalls nicht parat, eher kann man alltagstaugliche Tipps dann noch von den Ergotherapeuten erwarten.

Doch nicht immer können die Tipps tatsächlich noch helfen, dann nämlich wenn die Erkrankung nicht rechtzeitig behandelt wurde. Ist sie schon sehr weit fortgeschritten, kann es zu einem Komplettausfall des betroffenen Körperteils kommen. Und dann helfen auch keine Tricks und Kniffe, wie man mit einer versteiften Hand noch eine Flasche öffnen oder halten soll. Egal, was man greifen möchte, es klappt nicht mehr oder wenn, dann dauert es nicht lange, und es geht wieder ein Glas zu Bruch, die Gabel fällt auf die Fliesen und der Teller besteht nur noch aus Scherben.

Oder wie bitte soll man dann noch schreiben können, sich die Haare kämmen, die Zähne putzen, die Schuhe zubinden? Da tröstet dann manchmal nur die Erkenntnis, dass man froh sein kann, dass man die Hand überhaupt noch bei sich hat, denn es ist sehr wahrscheinlich, dass auf der Reise durch die zahlreichen Arztpraxen doch der eine oder andere Therapeut dabei war, der mit Amputation gedroht hatte. Wer sich auskennt, weiß, dass eine Operation auch nicht immer die richtige Lösung ist, ja sogar die Situation bei einigen Patienten noch weiter verschlimmern kann. Also doch dann das vergleichsweise kleinere Übel in Kauf nehmen und sich damit zufrieden geben, wie die Situation jetzt ist. Die Hand ist dran, wenn auch nicht mehr so jugendlich frisch.

Man arrangiert sich. So wie man sich mit vielen Situationen im Alltag arrangiert. Man fordert seine Kreativität täglich aufs Neue und eignet sich im Laufe der Zeit immer mehr Tricks an, um mit den vielen alltäglichen Herausforderungen besser zurechtzukommen. Es ist ein Lernprozess, und jede positiv verlaufende Erfahrung stärkt das Selbstbewusstsein.

Die Industrie hat sich hierzu in den letzten Jahren viel einfallen lassen, denn die heutige Auswahl an Hilfsgeräten, die den Alltag erleichtern, ist heutzutage sehr umfangreich. Diese Hilfsmittel können eine wertvolle Hilfe sein, sei es beim Essen, Anziehen oder im Haushalt. Allen voran sind Besteckhilfen sehr nützlich, aber auch eine Aufhebehilfe und Anziehhilfe will keiner mehr missen, der sie mal kennengelernt hat. Ausführliche Informationen lesen Sie in dem Kapitel „Hilfsmittel für den CRPS-Alltag".

Sport - geht das bei CRPS?

Auf den ersten Blick erscheint eine derartige Fragestellung zunächst recht widersprüchlich zu sein. Sprechen wir bei Morbus Sudeck schließlich von einer schwerwiegenden Schmerzerkrankung. Und bei Schmerzen sind Bewegungen bekanntermaßen gar nicht oder nur unter großem Schmerzaufwand möglich. Besonders in einer akuten Schmerzphase ist Bewegung für den Patienten fast ausgeschlossen und macht auch wenig Sinn.

Dennoch muss Sport und Morbus Sudeck nicht per se ein Widerspruch sein. Es kommt vielmehr auf die jeweilige individuelle Situation und die Art des Sports an. Wenn etwa die Hand durch die Erkrankung beeinträchtigt ist, kommen Sportarten wie Tennis, Volleyball, Handball, Radfahren, Nordic Walking und Geräteturnen nicht in Frage. Aber es gibt stattdessen andere Möglichkeiten wie Joggen, gymnastische Übungen ohne Handeinsatz oder Inline-Skating. Deutlich schwieriger wird es hingegen, wenn Morbus Sudeck einen Fuß betrifft. Sportliche Aktivitäten, die mit Laufen in Verbindung stehen, sind dann in der Regel ausgeschlossen.

Besonders wichtig ist Sport für Menschen, die schon vor der Erkrankung intensiv körperlich aktiv waren und auf den Einsatz der nun schmerzenden und in der Bewegung eingeschränkten Körperteile in hohem Maße angewiesen waren. Ihnen wird ein völliger Verzicht auf körperliche Aktivitäten extrem schwer fallen. Interessanterweise sind sie es jedoch meistens, die Mittel und Wege finden, trotz ihrer Erkrankung auch weiterhin Sport betreiben zu können.

So auch Profi-Sportler, die der Morbus Sudeck zwar einerseits besonders hart trifft, aber die sich enorm mobilisieren können, nach Alternativen zu suchen, mit denen sie wieder sportlich aktiv sein können. Dass es geht, zeigen viele Beispiele in der Praxis, allerdings gehören dazu ein starker Wille und viel Disziplin, um sich den neuen Herausforderungen zu stellen. So sind beispielsweise Sportarten, die mit den gesunden Körperteilen ausgeführt werden können, oder auch gegebenenfalls Rollstuhl-Sport, eine Alternative, die jedoch die entsprechende Konstitution und ein ausdauerndes Training erfordern.

Doch Profi hin oder her, bei jedem CRPS-Patienten hängt die Möglichkeit, inwieweit Sport betrieben werden kann, in erster Linie von dem Krankheitsstadium und der Ausprägung ab.

So ist Sport zu Beginn der Erkrankung und bei starken Schmerzen in der Regel nicht möglich. Der Weg vieler Morbus Sudeck Patienten zur geeigneten und hilfreichen Therapie ist mitunter steinig und lang, denn erst nachdem die wichtigen Hilfs- und Behandlungsmaßnahmen gefunden sind und anschlagen, kann der nächste Schritt erfolgen.

Ausdauersport und Krafttraining sind für viele Patienten eine profunde Möglichkeit, um sich nicht ihrem Schicksal zu ergeben. Doch es ist dabei wichtig, dass man nicht auf eigene Faust drauf los arbeitet, sondern sich mit Ärzten und anderen Therapeuten sowie den Sporteinrichtungen abspricht. Eine Überforderung muss immer ausgeschlossen werden, denn eine zu hohe oder falsche Belastung kann schlimme Folgen mit sich bringen.

Nach Möglichkeit sollte der Bewegungstherapeut ein individuelles Sportprogramm erstellen, um sicherzustellen, dass die persönlichen Einschränkungen berücksichtigt werden, um zu verhindern, dass sich Schmerzzustände einstellen oder sich bereits vorhandene Schmerzen verstärken. Ziel ist es, die Muskeln, Kondition und Beweglichkeit optimal aufzubauen. In regelmäßigen Abständen wird das erreichte Leistungsvermögen überprüft, sodass hierauf aufbauend weitere Trainingseinheiten festgelegt werden können.

Sich nicht zu bewegen, um dem Schmerz aus dem Weg zu gehen und sich zurückzuziehen, sollte stattdessen keine Option sein. Es ist keine Frage, unter starken Schmerzen und bei Depressionen, die durch Morbus Sudeck als Begleitfolgen auftreten können, verspüren nur wenige Betroffene die Lust auf Sport, wenn sie nicht gerade ihr ganzes Lebensziel im Sport sehen.

Klein anfangen und langsam steigern heißt dann die Devise. Keine ungeplanten Eigenwege gehen, sondern zunächst die Therapie in Angriff nehmen und sich hier zu den eigenen Wünschen und Zielen äußern - das ist der richtige Weg, der auch wieder zu einem sportlich aktiven Leben führen kann und das trotz CRPS.

Natürlich ist das einfacher gesagt als getan. Doch eine Motivationshilfe sind die vielen aktiven Sportler, die sich nach Unfällen oder Schicksalsschlägen nicht aus der Bahn haben werfen lassen und für ihr Ziel kämpfen. Nach einem derartigen Ereignis haben sie zunächst ihre sportlichen Möglichkeiten ausgelotet, um schlussendlich herauszufinden, was machbar ist und was nicht. Genauso betrifft es schließlich auch „Jedermann", indem es hilfreich ist, zunächst verschiedene körperliche Aktivitäten auszuprobieren, um anschließend eine für sich geeignete Sportart herauszufinden, die einem gut tut und Spaß macht.

Denn bei allem Für und Wider, was im Zusammenhang mit Sport relevant ist, sollte man als die wichtigste Grundlage nicht vergessen, nämlich dass man nicht die Freude an seinem Tun außer Acht lässt und sich womöglich für eine Sportart entscheidet, die überhaupt keine Freude bereitet. In diesem Fall erstickt man nämlich die Motivation schon fast in ihrem Kern, sodass es jedes Mal eine große Herausforderung ist, sich aufzuraffen, um den Sport auszuüben.

Stellen Sie sich vor, es würde für Sie jedes Mal eine große Überwindung bedeuten, ins kalte Nass eines Schwimmbeckens zu springen. In diesem Fall sind Sie sicherlich besser beraten, sich für eine trockene Sportart zu entscheiden. Oder wenn Sie sich durch stupides Gerätetraining im Fitnessstudio gelangweilt fühlen, sollten Sie stattdessen lieber an einem Gymnastikkurs teilnehmen, wo Sie in einer Gruppe Gleichgesinnter Übungen absolvieren. Ein hier vorhandenes Gemeinschaftsgefühl kann außerdem zu einer wichtigen Motivation beitragen.

Beim Ausüben von Sport geht es zwar vorrangig um den Erhalt oder die Verbesserung der körperlichen Fitness. Aber sportliche Aktivitäten fördern darüber hinaus noch weitere gesundheitliche Aspekte. So erfolgt durch die sportliche Betätigung eine deutliche Erhöhung der Endorphinfreisetzung, was automatisch zu einer Verbesserung der Laune sorgt.

Darüber hinaus wirkt sich Sport auch begünstigend auf den Stressabbau aus. Unter dem Aspekt gesehen, dass Stress zu einer Verstärkung von Schmerzen führen kann, haben sportliche Aktivitäten also auch in diesem Bereich einen wichtigen positiven Einfluss auf das Wohlbefinden.

Darüber hinaus sollte nicht unterschätzt werden, dass auch das Selbstbewusstsein durch Sport sehr unterstützt werden kann. Dies gilt insbesondere dann, wenn man feststellt, dass man körperlich doch noch wesentlich mehr schafft, als man sich zuvor zugetraut hatte. Dafür muss man kein Leistungssportler sein, sondern schon alltägliche Situationen, die sich durch das regelmäßige Training besser bewältigen lassen, stärken das Selbstbewusstsein spürbar.

Das können Erledigungen im Haushalt sein, die besser von der Hand gehen, es kann die verbesserte Selbstständigkeit sein, weil man nicht mehr bei jeder Kleinigkeit auf die Hilfe anderer angewiesen ist oder es kann auch der Fußweg zum Supermarkt sein, den man aufgrund des Trainings wieder alleine bewältigen kann. Und wenn man derart erfreuliche Erfolgserlebnisse feststellen kann, wächst hierdurch ganz automatisch auch die Motivation, das Training weiterhin regelmäßig zu befolgen.

Diese Beispiele zeigen sehr deutlich auf, wie wichtig es ist, sich trotz der krankheitsbedingten Einschränkungen zu sportlichen Aktivitäten aufzuraffen. Womöglich steckte man zuvor in einem regelrechten Teufelskreis fest, bei dem es kein Entrinnen gab. Denn je intensiver die Beschwerden wurden, umso stärker wurde auch die Schonung gelebt. Man traute sich immer weniger zu, und die Spirale drehte sich mit jedem weiteren Tag noch weiter nach unten.

Allerdings ist man an dieser Situation nicht immer nur alleine schuld, sondern ein nerviger Mitbewohner scheint hier die eigenen mühsam aufgebauten guten

Vorsätze gerne zu unterwandern. Dieser Mitbewohner namens „innerer Schweinehund" ist ein sehr mächtiges Haustier, das manchmal den Anschein erweckt, als stehe es weit über dem eigenen Willen. Gerade wenn es darum geht, dass man sich regelmäßig zu seinen Sportaktionen aufraffen möchte, stellt sich der innere Schweinehund in voller Breite auf und hält uns von Dingen ab, die wir doch eigentlich gerade tun wollten.

Wenn man bedenkt, dass immerhin zwei von drei Erwachsenen ihre Freizeit am liebsten liegend auf dem Sofa verbringen als sportlich aktiv zu sein, dann lässt sich erahnen, wie groß dieser innere Schweinehund bei vielen Menschen sein muss. Und immer wieder ist es erstaunlich, wie sich erwachsene Menschen von so einem Haustier das Leben diktieren lassen. Da wird man davon abgehalten, wichtige Dinge zu tun, die uns im Leben eigentlich sehr viel weiterbringen würden. Sei es, dass wir doch wieder die ganze Chipstüte leeren, obwohl wir das dieses Mal wirklich nicht wollten, sei es, dass wir die Steuererklärung im Juni immer noch nicht erstellt haben, obwohl sie schon im Februar erledigt sein sollte oder sei es der Zahnarzttermin, den wir soeben zum dritten Mal verschoben haben.

Wer kennt sie nicht, diese vielen Situationen, in denen immer wieder der innere Schweinehund zu gewinnen scheint?

Stellen wir uns also lieber die Frage, wie wir unser unliebsames Haustier besser in den Griff bekommen können. Wie können wir es verhindern, dass der Schweinehund zukünftig zähnefletschend an der Haustür steht und unsere guten Vorsätze abermals zunichtemachen möchte?

5 einfache Tipps zur Überwindung des inneren Schweinehundes

1. Setzen Sie feste Termine für Ihre sportlichen Aktivitäten, denn feste Termine lässt man nicht so einfach ausfallen.

2. Schalten Sie die Stimme Ihres inneren Schweinehundes aus, wenn er wieder versucht, Sie von Ihren Aktivitäten abzuhalten. Um dies zu erreichen, machen Sie sich die Gedanken bewusst, die in den schwachen Momenten auftauchen und ignorieren Sie diese, sobald sie an der Oberfläche erscheinen.

3. Entscheiden Sie sich für eine Sportart, die Ihnen Freude bereitet. Wenn Sport keinen Spaß macht, ist es wesentlich schwieriger, sich zu regelmäßigen Aktivitäten aufzuraffen.

4. Die Ausrede „das Wetter passt nicht" zählt nicht. Sorgen Sie für schnell umsetzbare Alternativen. Wenn Ihre Sportart wetterabhängig ist, sollten Sie ohne großen Aufwand alternativ eine andere Sportart ausüben können, bei der das Wetter keine Rolle spielt.

5. Entscheiden Sie sich für eine Sportart, die schnell und einfach umsetzbar ist. Wenn Sie erst eine weite Anfahrt zum Fitnessstudio in Kauf nehmen müssen oder auf andere Menschen angewiesen sind, um den Sport ausüben zu können, kann dies dazu führen, dass man deutlich mehr Motivation benötigt, um sich aufzuraffen.

Selbsthilfegruppen – Hilfe durch Gleichgesinnte

Wer erstmals eine Selbsthilfegruppe aufsucht, sollte davon ausgehen, dass er hier auf Menschen trifft, die sich in einer ganz ähnlichen Situation befinden, sodass Schamgefühle einfach zuhause gelassen werden können. Wer hier sitzt, weiß in etwa, wie es Ihnen ergeht, welche Ängste und Nöte Sie haben.

Viele Menschen, die noch nie Kontakt mit einer Selbsthilfegruppe hatten, stellen sich eine im Kreis sitzende Gruppe vor, in der es nur um die Krankheit, Jammern und Selbstmitleid geht. Doch spätestens wenn man selbst in die Situation kommt und eine Selbsthilfegruppe aufsucht, stellt man fest, wie falsch man mit dieser Einschätzung gelegen hat. Und nicht selten führt dies dazu, dass man sich ziemlich ärgert, zuvor mit diesen Vorurteilen behaftet gewesen zu sein und sich dadurch selbst im Wege gestanden zu haben.

Sicher – es gibt sehr große Unterschiede zwischen den zahlreichen Selbsthilfegruppen. Nicht selten hängt es vom Thema ab, aber noch öfter davon, wie diese Gruppe aufgestellt ist, welches Ziel sie verfolgt und wie aktiv ihre Mitglieder und die Gruppenleitung sind.

In erster Linie geht es bei Selbsthilfegruppen um einen intensiven Erfahrungsaustausch mit ebenso erkrankten Menschen. Allein dieser Austausch ist von unschätzbarem Wert, den man nicht mehr missen möchte, sobald man ihn einmal erfahren hat. Besonders gilt dies für Patienten, die noch am Anfang ihrer Krankengeschichte stehen und gerade erst begonnen haben, sich zu informieren. In dieser Phase ist man noch sehr unsicher und hat außer seinen Therapeuten fast keine weiteren Ansprechpartner, mit denen man sich über die Krankheit und ihre Behandlungsmöglichkeiten austauschen kann.

Da ist man froh und dankbar, wenn man auf Gleichgesinnte trifft, mit denen man einen intensiven Austausch der eigenen Krankengeschichte pflegen kann. Dieser Austausch ist sehr vielschichtig, denn man kann sich hier nicht nur seine Sorgen von der Seele reden und auf Verständnis treffen, weil man unter Gleichgesinnten ist, sondern man hat hier auch adäquate Gesprächspartner, mit denen man sich über Erfahrungen mit Therapeuten und Behandlungen unterhalten kann.

In einer Selbsthilfegruppe sind oftmals Mitglieder anzutreffen, die dem eigenen Wissensstand deutlich voraus sind. Wem das Glück zuteilwird, derart gut informierte Mitpatienten anzutreffen, wird schnell erkennen, wie wertvoll die Teilnahme an Selbsthilfegruppen sein kann. Denn insbesondere aus den gesundheitlichen Fortschritten dieser Menschen kann man sehr wertvolle Schlüsse ziehen und etwa lernen, welche Behandlungen sich als hilfreich herausgestellt haben oder wie bestimmte Probleme des Alltags gemeistert werden können.

Wer derartige Erfahrungen mit Selbsthilfegruppen gemacht hat, will auf die wertvolle Unterstützung anderer Betroffener nicht mehr verzichten. Sie wissen, dass diese aufgrund ihrer eigenen Geschichte und Erfahrungen oftmals bessere Informationen und Ratschläge parat haben als so manche Therapeuten.

Es ist keine Seltenheit, dass Teilnehmer von Selbsthilfegruppen sehr häufig über ein sehr umfangreiches Fachwissen verfügen. Für Ärzte bedeutet dies oftmals eine wichtige Entlastung, weil diese Patienten sehr gut über ihre Erkrankung informiert sind und somit eine engere Zusammenarbeit möglich wird.

Es bedeutet im Umkehrschluss jedoch nicht, dass sich diese Mitpatienten in ihrem Leben nur noch um ihre Krankheit kümmern. Vielmehr haben sie erkennen müssen, dass sie im heutigen Gesundheitswesen allzu schnell an Grenzen stoßen und man nur als mündiger, gut informierter Patient die besten Chancen auf einen Heilungserfolg hat.

Nicht zu unterschätzen sind auch die Möglichkeiten, durch den regelmäßigen Besuch einer Selbsthilfegruppe soziale Kontakte pflegen zu können. Dies ist besonders wichtig für diejenigen, die aufgrund ihrer Erkrankung nicht mehr erwerbstätig sind und auch im privaten Bereich nur noch über sehr eingeschränkte soziale Netzwerke verfügen. Selbsthilfegruppen sind somit auch ein guter Schutz vor Isolation und Vereinsamung.

Aber auch sozial besser integrierte Gruppenteilnehmer profitieren von der Gemeinschaft der Selbsthilfegruppe. Das Gefühl, nicht allein in dieser Welt mit seinem schweren Schicksal unterwegs zu sein, verschafft ein verbessertes Wohlbefinden und mehr Selbstvertrauen.

Auch Angehörige profitieren davon, wenn sich das erkrankte Familienmitglied in einer Selbsthilfegruppe engagiert, weil hierdurch eine gute Möglichkeit besteht, dass sich der Betroffene eine Art Ventil verschaffen kann. Dies geschieht, indem er hier seine Sorgen auch in einem anderen Umfeld loswerden kann und nicht ausschließlich das eigene soziale Umfeld damit belastet.

Tipps für Angehörige

Nicht nur für die CRPS-Patienten selbst, sondern auch für ihre Angehörigen bedeutet die Erkrankung oftmals eine große Herausforderung. Das ist verständlich, denn bis zu diesem Zeitpunkt war man womöglich noch nie mit einer schwerwiegenden Krankheit oder einem anderen Schicksalsschlag konfrontiert, sodass man den Umgang mit einer derartigen Situation nicht gelernt hat.

Besonders am Anfang der Erkrankung besteht das Risiko von Missverständnissen, Vorwürfen und Aggressionen.

Eigentlich wollen die Angehörigen ja immer nur das Beste und das erkrankte Familienmitglied in dieser schweren Phase unterstützen. Doch nicht immer werden die vermeintlich gut gemeinten Ratschläge der jeweiligen Situation gerecht. Manchmal ist es einfach die Unwissenheit oder auch Unsicherheit, die zu unerwünschten Konflikten führen.

Die folgenden Ratschläge können helfen, so manche unangenehme Situation erst gar nicht aufkommen zu lassen oder diese zu entschärfen:

- Vermitteln Sie nicht den Eindruck, dass Sie die Krankheit womöglich nicht ernst nehmen. Auch wenn sich CRPS bei vielen Patienten nicht optisch erkennen lässt, so sollten Sie die Erkrankung ernst nehmen und ihr nicht mit Kommentaren begegnen wie „das ist doch alles nur Einbildung" oder „das spielt sich nur in deinem Kopf ab".

- Beteiligen Sie sich aktiv an der Erkrankung und dem Gesundungsprozess. Sammeln Sie gemeinsam mit Ihrem Familienangehörigen Informationen über die Krankheit, (ortsnahe) Behandlungsmöglichkeiten und mögliche Langzeitfolgen.

- Überlegen Sie gemeinsam mit Ihren Angehörigen, wie Sie das Lebensumfeld und den Alltag für das erkrankte Familienmitglied verbessern und der Erkrankung anpassen können. Auch die bisherigen Aufgaben im Haushalt müssen gegebenenfalls neu verteilt werden, weil möglicherweise einige Arbeiten nicht mehr bewältigt werden können.

- Leider kommt es aus der Hilflosigkeit heraus häufig zu verletzenden Schuldzuweisungen. Allzu schnell gibt es Überreaktionen, sodass Dinge gesagt und getan werden, die der Situation nicht immer angemessen sind. Halten Sie sich möglichst mit unangebrachten Vorwürfen zurück. Auch wenn manche Dinge von der Sache her richtig sein mögen, so ist es dennoch nicht immer sinnvoll, sie auf den Tisch zu bringen. Bedenken Sie, dass Ihr Familienangehöriger nicht mit Absicht in diese Krankheit gerutscht ist. Auch er würde selbst am liebsten noch gestern als heute wieder vollständig gesund werden. Er leidet sicherlich noch mehr unter dieser Situation als Sie. Durch geduldiges Einfühlungsvermögen lässt sich hier so mancher Konflikt vermeiden.

- Um das Zusammenleben trotz der Erkrankung zu erleichtern, kann das Einführen gewisser Regeln nützlich sein. Dabei sollte man darauf achten, dass dem erkrankten Familienmitglied nicht jegliche Verantwortung abgenommen wird. Denn alltäglich wiederkehrende Aufgaben liefern ein wichtiges Gerüst, an dem man sich orientieren kann. Außerdem hat ihr Familienmitglied hierdurch das Gefühl, auch weiterhin gebraucht zu werden. Solange diese Aufgaben keine Überforderung für den Erkrankten darstellen, helfen sie, trotz der gesundheitlichen Einschränkungen ein halbwegs normales Leben führen zu können.

- Begleiten Sie Ihren Angehörigen besonders zu Beginn bei allen Terminen, die mit der Erkrankung in Verbindung stehen, sei es beim Hausarzt, Schmerz-, Physio- oder Ergotherapeuten. Sie erhalten hierdurch ein viel umfassenderes Verständnis für die Krankheit, den Umgang mit ihr und den Heilungsprozess. Außerdem erfährt man dann, welche Medikamente eingenommen werden und durch welche Maßnahmen die Krankheitsbewältigung verbessert werden kann.

- Bringen Sie Ihrem Angehörigen möglichst viel Verständnis entgegen, wenn dieser aufgrund der Erkrankung seinen Missmut und seine Frustration zum Ausdruck bringt. Bedenken Sie, dass die wahnsinnigen Schmerzen eine große Belastung darstellen und die Nerven des Erkrankten enorm strapaziert werden.

- Vermeiden Sie Ratschläge wie: Du musst nur positiver denken, es ist alles eine Einstellungssache, du musst die Schmerzen gedanklich ausschalten. Diese sind zwar gut gemeint, helfen dem Betroffenen aber in der Regel nicht weiter, sondern nerven vielmehr.

- Denken Sie auch an sich. Wenn Sie Ihr eigenes Leben ausschließlich auf die Erkrankung Ihres Angehörigen ausrichten, laufen Sie Gefahr, dass Sie sich zunehmend verlieren und überfordern. Anfangs mögen die Kraftreserven noch einiges auffangen können, aber gehen Sie davon aus, dass diese im Laufe der Zeit schwinden, insbesondere wenn sich der Krankheitsverlauf chronifiziert. Auch Ihr Angehöriger hat nichts davon, wenn Sie sich vollständig für ihn aufgeben und irgendwann keine Kraft mehr aufbringen, um den Alltag aufrechterhalten zu können. Sorgen Sie für ausreichende Entspannung und Ablenkung und verbringen Sie regelmäßig auch Zeit ohne Ihren Partner, sondern mit Ihren Freunden oder Angehörigen von ebenfalls Erkrankten.

- Wenn die Therapie erfolgreich verlaufen ist und die Gesundheit (fast) vollständig wieder hergestellt werden konnte, integrieren Sie Ihren Angehörigen wieder voll und ganz in das Familienleben. Dies bedeutet, dass er die Aufgaben und Pflichten wieder übernehmen sollte, die auch zuvor sein Part waren.

Schwerbehinderung

Je länger die Erkrankung andauert, umso größer wird das Risiko, dass es zu bleibenden Funktionsstörungen kommt. Je nach Umfang und Intensität der Symptome kann eines Tages das Thema Schwerbehinderung relevant werden.

Rein rechtlich betrachtet liegt eine Schwerbehinderung vor, sobald die Gesundheit dauerhaft beeinträchtigt ist und der Grad der Behinderung wenigstens 50% ausmacht. Grundsätzlich ist die Anerkennung einer Schwerbehinderung als Maßnahme vorgesehen, etwaige Nachteile, die im Zusammenhang mit der Behinderung entstehen, auszugleichen.

Dies betrifft überwiegend Bereiche des Berufslebens. Demnach hat ein schwerbehinderter Arbeitnehmer nicht nur einen rechtlichen Anspruch auf eine Teilzeitstelle, sondern bekommt bei einer Vollzeitstelle jährlich eine Woche zusätzlichen Urlaub. Auch bei etwaiger Mehrarbeit hat er Sonderrechte, denn die gesetzlich vorgeschriebene werktägliche Arbeitszeit von 8 Stunden sollte nicht überschritten werden. Falls doch, kann die Mehrarbeit abgelehnt werden.

Hinzu kommen besondere Bedingungen des Kündigungsschutzes. Nur wenn das zuständige Integrationsamt der Kündigung zustimmt, ist diese zulässig. Wenn der Betroffene von sich aus kündigt, ein Aufhebungsvertrag geschlossen oder ein zeitlich befristetes Arbeitsverhältnis vereinbart wird, ist das Integrationsamt allerdings nicht zuständig.

Für Arbeitssuchende kann eine Anerkennung als Schwerbehinderter auch einige Vorteile mit sich bringen. Insbesondere betrifft dies Arbeitsplätze im öffentlichen Dienst, weil viele öffentliche Einrichtungen über eine gewisse Anzahl von Arbeitsplätzen verfügen, die vorrangig mit schwerbehinderten Menschen besetzt werden müssen. Hierdurch wird die Chance für diese Personengruppe auf einen neuen Arbeitsplatz deutlich erhöht.

Außerhalb der Arbeitswelt ermöglicht die Schwerbehinderung diverse weitere Erleichterungen, sei es in bestimmten Fällen bei der Nutzung öffentlicher Verkehrsmittel, bei Hilfen zur Weiterführung des Haushaltes, Hilfen zur Überwindung besonderer sozialer Schwierigkeiten, Leistungen zur medizinischen Rehabilitation und einigen anderen.

Voraussetzung für die Anerkennung einer Schwerbehinderung ist eine Beantragung bei der zuständigen Behörde. In der Regel ist dies das ortsansässige Versorgungsamt oder Landesamt. Viele Ämter ermöglichen heutzutage, die entsprechenden Formulare im Internet herunterzuladen. Sobald der ausgefüllte Antrag bei dem Amt vorliegt, fordert dieses bei den behandelnden Ärzten Befunde und Gutachten an. Es ist immer sinnvoll, dem Amt auch eigene Unterlagen zusammenzustellen, weil man nie weiß, welche Ärzte tatsächlich vom Amt kontaktiert werden und welche Unterlagen dieser Arzt überhaupt aushändigt.

Es ist nicht ungewöhnlich, dass eine Ablehnung des Antrages erfolgt. Hierdurch sollte man sich nicht verunsichern lassen und nicht klein beigeben, sondern gegebenenfalls Widerspruch einlegen. Es kann sein, dass hieraus zwar dann eine höhere prozentuale Schwerbehinderung resultiert, aber immer noch nicht die 50%, die zur Ausstellung eines Schwerbehindertenausweises und für den Zugang diverser Sonderbestimmungen für Behinderte erforderlich sind.

Im Falle eines positiven Bescheids erhält man einen Schwerbehindertenausweis mit einer Gültigkeit von maximal 5 Jahren. Man sollte gegebenenfalls rechtzeitig eine Verlängerung beantragen.

Sollte sich in der Zwischenzeit eine Verschlechterung des Gesundheitszustandes zeigen, besteht die Möglichkeit, jederzeit einen Verschlimmerungsantrag zu stellen. Hiermit kann erreicht werden, dass die prozentuale Einstufung der Schwerbehinderung erhöht wird.

Dies ist insbesondere für diejenigen relevant, die zuvor eine Ablehnung erhalten haben. Diese etwaige Verschlechterung muss von dem behandelnden Arzt durch eindeutige Befunde bestätigt werden.

Leider macht man als Antragsteller immer wieder die unliebsame Erfahrung, dass die Mitarbeiter der Versorgungsämter die tatsächliche gesundheitliche Situation nicht adäquat einschätzen. In den Gesprächen mit ihnen wird man unermüdlich darauf verwiesen, dass sie sich auf die Aktenlage stützen und somit auf die ärztlichen Befunde verlassen. Leider zeigt die Praxis, dass diese nicht immer so ausführlich und ausreichend sind, dass das tatsächliche Ausmaß der Erkrankung und Behinderung adäquat widergegeben wird. Fatale Fehleinschätzungen sind leider nicht so selten, wie man annehmen möchte.

Im Zusammenhang mit einer Schwerbehinderung kommt bei vielen Antragstellern auch das Thema „Behindertenparkplatz" auf. Bei an Morbus Sudeck erkrankten Personen betrifft dies diejenigen, bei denen die Erkrankung die Beine und Füße erfasst. Je nach Ausmaß der Erkrankung kommt es zu deutlichen Einschränkungen der Mobilität, sodass das Auto die einzige Möglichkeit bietet, auch trotz der körperlichen Einschränkung noch mobil zu sein.

Um jedoch eine Genehmigung für einen Behindertenparkplatz zu erhalten, muss die Gehbehinderung derart stark ausgeprägt sein, dass ein selbstständiges Laufen nicht mehr möglich ist. Die gesetzlichen Rahmenbedingungen sind in diesem Bereich sehr eng gefasst, sodass es bei vielen stark gehbehinderten Menschen fast unmöglich ist, eine Genehmigung für einen Behindertenparkplatz zu bekommen. Nur wenn das Merkzeichen aG oder BI eingetragen ist, erfüllt man die erforderlichen Voraussetzungen für den Nutzungsanspruch.

Es reicht hingegen keinesfalls aus, den Schwerbehindertenausweis im Fahrzeug sichtbar auszulegen. Nur ein speziell ausgestellter Parkausweis für Schwerbehindertenparkplätze ist hier zulässig, erkennbar an der in der Europäischen Union einheitlich ausgestellten blauen Parkerlaubnis.

Erwerbsunfähigkeitsrente

Als Folge der Morbus Sudeck-Erkrankung sehen sich viele betroffene Patienten nicht nur mit einer deutlichen Einschränkung der bisherigen Lebensqualität konfrontiert, sondern mitunter sogar mit der Unfähigkeit, weiterhin erwerbstätig zu sein. Je länger die Erkrankung besteht, umso größer ist dieses Risiko. Gibt es für den einen oder anderen Betroffenen eventuell noch die Möglichkeit, in einen anderen Beruf auszuweichen, so gehen Erhebungen aus den 1990-er Jahren davon aus, dass lediglich ca. 25% überhaupt in der Lage sind, ihre ursprüngliche Arbeit wieder aufzunehmen.

Als wäre die körperliche Belastung mit den immensen Schmerzen und der Beweglichkeitseinschränkung nicht schon schlimm genug, gesellt sich somit noch die Existenzangst mit ausgeprägten finanziellen Sorgen hinzu.

Zunächst sind da noch die finanziellen Absicherungen durch die Krankenkasse und gegebenenfalls auch das Arbeitslosengeld. Doch nach dem Auslaufen dieser Maßnahmen geht das große Zittern los, wie zukünftig der Lebensunterhalt bestritten werden kann. Für die meisten Betroffenen stellt sich zu diesem Zeitpunkt die Frage, ob es sinnvoll und aussichtsreich sein wird, eine Erwerbsminderungsrente zu beantragen. Zumeist ist dies der Fall, wenn die Beschwerden bereits seit langer Zeit bestehen und keine Aussicht auf Besserung vorhanden ist.

Niemand geht diesen entscheidenden Schritt gerne und freiwillig. Doch bringt es bei chronisch kranken Menschen die Situation von ganz allein mit sich, dass man aus finanziellen Gründen gar keine Wahl hat. Die Alternative wäre für die meisten Betroffenen das Abgleiten in Hartz 4, sobald kein Anspruch mehr auf Kranken- oder Arbeitslosengeld besteht.

Allerdings wird der Schritt zur Beantragung der Erwerbsminderungsrente häufig schon durch äußere Bedingungen vorangetrieben. Nicht selten ist es die Krankenkasse, die nach einer längerfristig vorhandenen Krankschreibung ihre Versicherten zu diesem Schritt drängt. Dies ist nicht ganz uneigennützig, denn je schneller die Rente bewilligt wird, umso eher wird die Krankenkasse aus ihrer Pflicht entlassen, weiterhin Krankengeld zu bezahlen.

Für die Versicherten jedoch ist es in der Regel finanziell ratsamer, zunächst die Aussteuerung der Krankenkasse abzuwarten. Einerseits ist ja nicht gesagt, dass die beantragte Rente tatsächlich bewilligt wird, und andererseits liegt die monatliche Rente in der Regel deutlich unter dem Betrag des Krankengeldes. Dies sind wichtige Aspekte, die in die Überlegungen einfließen sollten, auch wenn es nervig ist, sich ständig von der Krankenkasse auf die Füße treten zu lassen, indem regelmäßige Anrufe durch die Versicherung getätigt werden unter dem Vorwand, man möchte doch nur helfen.

Letztendlich verhilft man durch eine zu schnelle Beantragung der Rente am ehesten der Krankenkasse, die dadurch finanziell entlastet wird. Sich selbst hilft man in diesem Moment eigentlich nur dadurch, dass man die lästigen Telefonanrufe und Schreiben der Krankenkasse loswird. Dafür startet jedoch in dem Moment der Rentenbeantragung ein weiterer, mitunter sogar noch wesentlich anstrengenderer, Weg durch die Amtsstuben der Bürokratie.

Denn es entwickelt sich bei den meisten Antragstellern eine sehr unschöne Odyssee in Form von einem monate- oder jahrelangen Formularkrieg, der gepflastert ist mit so manchen Hürden, die man mit viel Kraftaufwand aus dem Weg räumen muss. Die größten Herausforderungen stellen unweigerlich die Gutachter dar, die von dem Versicherungsträger beauftragt werden, den Gesundheitszustand zu beurteilen. Allein dieses Thema würde mit seinen vielen Schauermärchen und unglaublichen Erlebnissen, die die Versicherten leider allzu oft erleben müssen, ganze Bücher füllen. Nicht nur die Tatsache, dass viele Gutachter durch Nichtwissen und Fehleinschätzungen glänzen, sondern auch die oftmals völlig unzureichenden Untersuchungsmethoden führen zu oftmals völlig fragwürdig entstandenen Ablehnungsbescheiden der Versicherungsträger.

Wenn es sich um eine sehr geläufige Erkrankung handelt und die Gutachter dementsprechend häufig mit den Krankheitsbildern und entsprechenden Symptomen konfrontiert werden, mag ja am Ende der Begutachtung durchaus ein passendes Gutachten herauskommen. Was aber ist, wenn es sich um ein eher seltenes Krankheitsbild handelt? Die Wahrscheinlichkeit ist groß, dass man zu einem Gutachter zitiert wird, der von CRPS noch nie etwas gehört und gesehen hat und ausgerechnet dieser soll nun die hieraus resultierende Erwerbsunfähigkeit erkennen? Möglich, dass die optisch erkennbare Funktionsminderung des betroffenen Körperteils halbwegs adäquat begutachtet wird. Was aber ist mit den nicht sichtbaren Schmerzen, die für die betroffenen Personen oftmals das allergrößte Problem bei dieser Erkrankung darstellen?

Die Erfahrung zeigt, dass der Weg bis zur Genehmigung der Rente in vielen Fällen sehr steinig ausfällt, und die gutachterlichen Beurteilungen des Morbus Sudeck zu sehr unterschiedlichen Ergebnissen führen. So kann nicht allgemeingültig festgestellt werden, ob nun die Diagnose Morbus Sudeck mit bestimmten körperlichen Beeinträchtigungen für die Bewilligung einer Erwerbsunfähigkeitsrente ausreicht. Die Praxis zeigt, dass bei einigen Rentenantragstellern die alleinige Diagnose Morbus Sudeck bzw. CRPS für die Rentenbewilligung ausreichte, bei anderen Betroffenen hingegen erst verschiedene Nebendiagnosen „zum Ziel führten."

Hat man den unliebsamen Gutachtertermin schließlich hinter sich gebracht, wird die Geduld auf die weitere Probe gestellt.

Tag für Tag wartet man nun auf Post vom Versicherungsträger, denn vom Gutachter selbst wird man in der Regel nie mehr etwas hören. Es sei denn, man fordert das Gutachten direkt beim Versicherungsträger an. Dies macht insbesondere dann Sinn, wenn der Rentenantrag abgelehnt wird und man Widerspruch einlegen möchte. Die nervige Warterei auf den Rentenbescheid kann nicht nur einige Wochen, sondern auch Monate lang andauern. Die Zeit wird nicht gerade dadurch angenehmer, wenn auch weiterhin die nervigen Anrufe der Krankenkasse auflaufen, in denen sich die fürsorglich agierenden Mitarbeiter nach dem Stand der Dinge erkundigen. Als wenn man nicht selbst am liebsten noch vorgestern die Antwort des Rentenversicherungsträgers auf dem Tisch liegen hätte, drängelt da im Hintergrund die andere Versicherung. Geduld ist alles, oder auch nicht. Dann nämlich, wenn der Entscheid negativ ausgefallen ist:

„Ihrem Antrag auf Rente wegen Erwerbsminderung können wir leider nicht entsprechen........Gegen diesen Bescheid können Sie innerhalb eines Monats nach seiner Bekanntgabe schriftlich Widerspruch erheben." (Quelle: BfA).

Also auf zum Widerspruch. Bereits zu diesem Zeitpunkt kann es ratsam sein, sich professionelle Hilfe zu holen. Das Einschalten eines Anwaltes kann hier schon einiges in Bewegung bringen, auch die Unterstützung durch den Sozialverband VdK ist zu empfehlen, zumal diese deutlich kostengünstiger ist als die herkömmliche Rechtsberatung. Insbesondere für Personen ohne Rechtsschutzversicherung ist der VdK eine sehr empfehlenswerte Anlaufstelle, zumal hier diverse Anwälte tätig sind, die über umfangreiche Erfahrungen mit Sozialgerichten verfügen.

Wenn auch trotz des Widerspruchs und/oder einer Rehabilitationsmaßnahme (denn es gilt Reha vor Rente) weiterhin die Rentenbewilligung abgelehnt wird, führt der nächste Schritt vor ein Sozialgericht. Da es sich in der Regel bei einer Klage um ein sehr langwieriges Verfahren handelt, ist man gut beraten, spätestens ab diesem Zeitpunkt anwaltliche Unterstützung einzubeziehen.

Im Zusammenhang mit dem Gerichtsverfahren werden automatisch weitere Gutachten in Auftrag gegeben. Hier besteht die Möglichkeit, auch einen eigenen Gutachter einzubringen. Ist man in dieser Phase angekommen, wird man den Wert eines gut funktionierenden Netzwerkes kennenlernen. Denn gute Fachärzte, die man in der Vergangenheit bereits aufgrund der eigenen Krankengeschichte konsultiert hat, können hier mithilfe von Befunden, Gutachten und anderen relevanten Bescheinigungen eine gute Unterstützung für den weiteren Prozessverlauf sein.

Wird die Rente schließlich bewilligt, ist diese zunächst zeitlich befristet. Zumeist umfasst das Zeitfenster 2 Jahre, in Einzelfällen kann es jedoch auch kürzer oder länger sein.

Einige Monate vor Ablauf der Rente sollte man eine Verlängerung beantragen. Je nach persönlicher Situation kann es dazu kommen, dass der Gesundheitszustand erneut überprüft wird. Auch wenn für einen selbst und den behandelnden Arzt längst klar sein sollte, dass sich an dem gesundheitlichen Zustand künftig nichts zum Positiven hin verändern wird, so will dies der Rentenversicherungsträger genau geprüft wissen.

Wie schnell und unter welchen Voraussetzungen die Rentenverlängerung genehmigt wird, hängt vom Einzelfall ab. Dabei gibt es durchaus auch völlig reibungslose Verlängerungen, bei denen nach der formellen Beantragung innerhalb weniger Wochen die Bewilligung kommt – ganz ohne weitere gesundheitliche Untersuchungen, Gutachter etc.

Auch bei einer Verlängerung wird die Rente wiederum zeitlich befristet, zumeist ebenfalls für 2 Jahre, es kann aber auch hier kürzer oder länger sein. Bei den meisten Personen mit einer Erwerbsunfähigkeitsrente erfolgt nach der dritten zeitlichen Verlängerung die Bewilligung einer unbefristeten Rente.

Die Freude und Erleichterung über die Genehmigung einer Erwerbsunfähigkeitsrente ist für die betroffenen Personen zunächst sehr groß. Denn zumindest fällt teilweise der Druck um die finanzielle Zukunft. Aber halt auch nur teilweise, denn wer meint, von dieser Rente große Sprünge machen zu können, irrt sich gewaltig.

Bei den meisten Versicherten kommt eine monatliche Rente zustande, die den grundsätzlichen Lebensunterhalt abdeckt. Alles, was darüber hinausgeht, wird allerdings zum unerreichbaren Luxus. Da kann nicht nur ein Auto unerschwinglich werden, sondern auch die Kosten für dringend notwendige Medikamente, die nicht von der Krankenkasse übernommen werden, sind kaum tragbar.

Ganz abzusehen davon, wenn die Rentensituation den Haupternährer der Familie betrifft. Womöglich ist noch eine Haushypothek zu bedienen, das Auto läuft über einen Leasingvertrag, die Kinder sind noch in der Ausbildung, und die Ehefrau ist seit 15 Jahren nicht mehr berufstätig.

Nicht weniger dramatisch ist die Situation für Betroffene, die nur geringe Rentenansprüche erworben haben, sei es aufgrund ihres Alters oder weil sie etwa aufgrund von Kindererziehung nur wenige Jahre lang erwerbstätig waren. In diesen Fällen liegt der Rentenanspruch zumeist auf oder unter dem Niveau von Hartz 4.

CRPS bei Kindern

Auch Kinder können an CRPS erkranken, wenngleich Statistiken belegen, dass dies weitaus seltener der Fall ist als bei Erwachsenen. In einigen Fachbüchern ist nachzulesen, dass Morbus Sudeck bei Kindern gar nicht vorkäme, doch zeigt die Praxis eindeutig, dass dem nicht so ist.

Annahmen, die sich darauf stützen, dass CRPS als Folge zerrütteter Familienverhältnisse und belastender Ereignisse im sozialen Umfeld, insbesondere bei Trennungssituationen der Eltern, entstehen kann, haben sich bis heute nicht eindeutig manifestiert. Stattdessen erkranken Kinder und Jugendliche in erster Linie nach Verletzungen an Füßen oder Händen. Vom leichten Umknicken bis zu schweren Verletzungen nach Unfällen sind die Ursachen vielfältig.

Das Alter, in dem Kinder mit der Krankheit konfrontiert werden, variiert stark. So finden sich Praxisfälle, bei denen das Kind gerade erst zwei Jahre alt ist, aber auch in der Pubertät ist Morbus Sudeck oft zu beobachten. Mädchen sind weitaus häufiger betroffen als Jungen. Die Verlaufsformen und Ausprägungen weisen dabei kaum Unterschiede zum Krankheitsbild beim Erwachsenen auf. So zeichnen auch hier Schwellungen, Hautveränderungen und Schmerzen bis hin zur starken Bewegungsbeeinträchtigung die Erkrankung bei Kindern aus.

Genauso wie bei Erwachsenen, so gilt auch bei Kindern, dass die Heilungschancen umso besser sind, je frühzeitiger die Krankheit diagnostiziert wird. Deshalb ist Achtsamkeit auch nach scheinbar harmlosen Verletzungen gefragt. Einmal mehr zum Arzt gehen schadet nicht, und Symptome wie Kribbeln, Berührungsempfindlichkeit oder Ruheschmerz sollten zügig abgeklärt werden.

Nicht immer sind Eltern dabei, wenn das Kind sich stößt oder verletzt. Daher sind Aufmerksamkeit und eine lebendige Kommunikation im Elternhaus wichtig, um überhaupt von solchen Ereignissen zu erfahren. Hilfreich zeigt sich hier, jeden Abend gemeinsam mit dem Kind den Tagesverlauf Revue passieren zu lassen. Hier erweist sich die Frage, ob es dem Kind gut geht, als hilfreiche Option, um Dinge zu erfahren, die ansonsten unter der Rubrik „Geschehen und vergessen" abgehakt werden. So sehen einige Kinder nämlich gerne mal über kleine Verletzungen hinweg und handeln nach dem Motto „Ein Indianer kennt keinen Schmerz". Doch das kann im Falle des CRPS eine schleichende Verschlimmerung zur Folge haben.

Ergeben sich hierdurch Anhaltspunkte, die ärztliche Untersuchungen erforderlich machen, sollten Eltern die Kinder vorbereiten und versuchen, ihnen Angst und Unbehagen zu nehmen. Das funktioniert am besten mit leicht verständlichen Erklärungen, warum die Untersuchung so wichtig ist und was gemacht wird. Hilfreich ist, wenn die Eltern die Diagnoseverfahren auch kennen und sie somit ihrem Kind besser vermitteln können.

Dazu zählt das klinische Beschwerdebild, bei dem Bewegungsstörungen, Gefühlsbeeinträchtigungen, Schwellungen, Hautveränderungen und die Hauttemperatur an den betroffenen Extremitäten überprüft werden. Röntgenaufnahmen und die Magnetresonanztomographie sowie kernspintomographische Untersuchungen, die Messung der Nervenleitgeschwindigkeit sowie die Quantitative Sensorische Testung gehören ebenfalls zu den gängigen Diagnoseverfahren.

Nicht nur für die Kinder bedeutet die Krankheit einen großen Einschnitt in das Leben, auch für die Eltern ergibt sich eine neue Situation, die nicht selten durch Überforderung und Unsicherheit gekennzeichnet ist. Das liegt daran, dass hier, im Gegensatz zu vielen anderen Krankheiten, die Therapieformen umfassend sind und die Therapiedauer nicht im Vorfeld genau bestimmt werden kann. Doch die Erfahrung in der Praxis zeigt, dass die Mehrzahl der CRPS-Fälle im Kindesalter mit einer hohen Erfolgsrate therapiert werden kann. Voraussetzung dafür sind die frühe Diagnose der Krankheit, der richtige Therapieansatz und das Zusammenspiel von Ärzten, Kliniken, Therapeuten und Eltern.

Die Krankheit Morbus Sudeck erfordert Geduld, vor allen Dingen bei den Eltern, die gefragt sind, wenn es um die Behandlung geht. Es gilt, Anlaufstellen für eine erfolgreiche Therapie zu finden, auch wenn das im ersten Moment nach der Diagnose sehr schwer erscheint.

Die multimodale Therapie, bei der parallel verschiedene Therapieformen zum Einsatz kommen und auch bei Erwachsenen eingesetzt wird, stellt dabei einen vielversprechenden Weg dar. Physiotherapie, Ergotherapie, Aquatherapie und Psychotherapie für Kinder und Jugendliche gehen hier entsprechend dem Verlauf und dem Stadium der Krankheit Hand in Hand. Die Behandlung chronischer Schmerzen bei Kindern erfordert geschulte und erfahrene Therapeuten, wobei sowohl die stationäre als auch die ambulante Behandlung denkbar sind. Allerdings können normale Kliniken und Facharztpraxen diese Anforderungen und auch das ausgereifte Therapiekonzept in der Praxis kaum leisten, weshalb sich einige spezielle Einrichtungen für die Behandlung von Kindern mit CRPS etabliert haben.

Für Deutschland findet sich das Deutsche Kinderschmerzzentrum an der Vestischen Kinder- und Jugendklinik der Universität Witten, das als Vorreiter für die effektive Behandlung von jungen Morbus Sudeck Patienten gilt. Zahlreiche Eltern, die zuweilen keinen Ausweg mehr gesehen haben, weil bei ihnen vor Ort keine fundierte Therapiemaßnahme zu erhalten war, haben auch einen längeren Anreiseweg in Kauf genommen. Viele Erfahrungsberichte in Internetforen belegen die Zufriedenheit der jungen Patienten und ihren dankbaren Eltern.

Das Deutsche Kinderschmerzzentrum verfolgt ein interdisziplinäres therapeutisches Konzept und setzt die multimodale Schmerztherapie für Kinder und Jugendliche, die unter chronischen Schmerzen leiden, ein. Deutschlandweit ist es auch mit Abstand die beste Einrichtung, die sich auf CRPS bei Kindern spezialisiert hat. Die Behandlung erfolgt stationär und ambulant. Eltern können in der Klinik vorstellig werden, in einem persönlichen Gespräch werden bisherige Diagnosen und Therapieansätze aufgeführt. Gemeinsam mit Eltern und Kind erfolgt dann die Entscheidung für eine ambulante oder stationäre Therapie. Es ist allerdings aufgrund der großen Nachfrage mit Wartezeiten bei stationärer Behandlung zu rechnen.

Ein stationärer Aufenthalt dauert zwischen drei und fünf Wochen. Bei vielen Kindern reicht jedoch die ambulante Therapie aus. Das hängt immer vom Einzelfall ab und kann nicht pauschalisiert werden. Die bisherigen Erfolge in der Schmerzbehandlung durch die multimodale Therapie können sich sehen lassen. So konnten Verbesserungen bereits nach drei Monaten beobachtet werden, und die kindliche Entwicklung ist weitestgehend in normalen Bahnen verlaufen. Der große Vorteil der multimodalen Therapie des Deutschen Kinderschmerzzentrums liegt im möglichst kompletten Verzicht auf starke Schmerzmedikamente und der Sympathikusblockade, bei der Betäubungsmittel in die Nervenknoten injiziert werden.

Eltern sollten sich intensiv beraten lassen und informieren, denn jeder Einzelfall liegt anders, und die örtlichen Gegebenheiten können nicht immer außen vor gelassen werden. Auch in der nahen Umgebung eine entsprechend versierte Schmerzklinik oder ein Schmerzzentrum zu finden, wo mit bewährten Methoden gearbeitet wird, ist ein erklärtes Ziel. Die Abwägung für oder wider Schmerzmittel und Injektionen kann ebenfalls nur nach der individuellen Diagnose und den Behandlungsmöglichkeiten erfolgen.

Damit Eltern mit der gegebenen Situation besser zurechtkommen, empfiehlt es sich, Hilfe von außen zu suchen. Das funktioniert durch Beratungsstellen und Selbsthilfegruppen. Gerade im Bereich der Selbsthilfegruppen lässt sich vieles von der Seele reden, man trifft auf Menschen, die das gleiche Schicksal teilen, neue Wege werden aufgezeigt.

Isolation und Abgrenzung sind hingegen der falsche Weg, das gilt natürlich auch für die Kinder, die trotz Morbus Sudeck ihre kindlich normale Entwicklung und ihre sozialen Kontakte beibehalten sollen. Eltern haben hier eine Vorbildfunktion, die zeigt, dass sich das Leben nicht nur nach der Krankheit richtet, sondern dass man so weit wie möglich seinen normalen Weg gehen soll. Das können sie ihren Kindern allerdings nur vermitteln, wenn sie selbst diesen Weg vorleben.

Umgang mit den Schmerzen bei Kindern

Für Eltern sind die Schmerzen, die Kinder beim Morbus Sudeck erfahren, fast noch schlimmer, als für die Betroffenen selbst. Das kranke Kind leiden zu sehen, aber nicht helfen zu können, ist für die meisten Eltern ein unerträglicher Zustand. Daher ist professionelle Hilfe sowohl für die an Morbus Sudeck erkrankten Kinder als auch für die Eltern erforderlich.

Wenn die Eltern ihr Kind in einer physikalischen Therapie gut aufgehoben wissen, dann nimmt das einen Großteil der Unsicherheit und Befangenheit ab. Doch das alleine genügt nicht, denn die Schmerzbewältigung macht einen großen Teil der erfolgreichen Therapie aus. Die Psychotherapie kommt schon bei Kindern in der Schmerzbehandlung zum Einsatz, Eltern müssen hier auch mithelfen und dürfen sich nicht als Hindernis erweisen. Ein allumfassender Ansatz, der Körper und Psyche mit einbezieht, zeigt die besten Erfolgschancen für an Morbus Sudeck erkrankte Kinder.

Gerade kleinere Kinder fragen sich und die Eltern, warum sie überhaupt und andauernd Schmerzen haben. Ihnen fehlt logischerweise noch das Verständnis für Zusammenhänge und Wirkweisen, weshalb Eltern auch als Aufklärer in diesem Bereich fungieren sollten. Die Angst vor Schmerzen nehmen gehört hier zu den wichtigen Aufgaben. In Zusammenarbeit mit Therapeuten können die Eltern auch verschiedene Methoden oder kleine Tricks kennen lernen, mit denen das Schmerzempfinden reduziert werden kann.

Die Vermittlung des „normalen Lebens" ist ein weiterer wichtiger Aspekt, um die Unbefangenheit und die kindliche Freude aufrecht zu erhalten. Der Schmerz darf nicht das Leben bestimmen, die Hoffnung auf Besserung und die Ablenkung von der Krankheit helfen den Kindern dabei. Auch hier sind Eltern als Unterstützung sehr gefragt. Aufmerksamkeit, Zuwendung, gemeinsame Aktivitäten nehmen einen noch größeren Stellenwert ein, auch die sozialen Kontakte und die schulische Bildung sollten nicht zu kurz kommen. Das setzt natürlich voraus, dass das Kind dazu in der Lage ist. Weder zu viel noch zu wenig Therapie ist das richtige Mittel. Der besondere Mix aus unterschiedlichen Therapieformen, wie er in der multimodalen Therapie zur Anwendung kommt, zeigt dabei erstaunliche Erfolge, was die Genesung und die psychische Stabilisierung der Kinder betrifft. Auch im Bereich der sanften Aquatherapie können die kleinen Schmerzpatienten aufatmen, denn im Wasser sind Bewegungen leichter durchzuführen und die physiotherapeutische Arbeit geht so oft bedeutend besser von der Hand.

Das Kind ist nicht alleine und einzig von Morbus Sudeck betroffen – das sollte es wissen. In Schmerzzentren, z.B. im Deutschen Kinderschmerzzentrum in Witten, erfahren und sehen die Kinder, dass nicht nur sie von dieser Krankheit betroffen sind und diese besondere „Gemeinschaft" stärkt.

Auch Selbsthilfegruppen für Kinder bieten sich an, damit sich die jungen Patienten nicht ausgegrenzt fühlen. Sie können über ihre Probleme im Bezug auf die Krankheit, aber auch allgemein, sprechen, sich untereinander austauschen und gemeinsam aktivieren. Stillstand ist Rückstand, das gilt gerade bei der Entwicklung der erkrankten Kinder. Es soll jedoch auch Spaß machen und nicht mit Widerwillen geschehen. Wenn das Kind sich in der Gruppe nicht wohl fühlt, macht es keinen Sinn.

Für die Eltern kann der Besuch einer Selbsthilfegruppe, um sich mit anderen Eltern, deren Kinder an Morbus Sudeck erkrankt sind, auszutauschen, eine ebenso wertvolle Bereicherung sein. Denn Überforderung mit der Situation und den Schmerzen des Kindes oder mangelnde Therapieerfolge führen nicht selten zu psychischen Belastungen oder Depressionen, die letztendlich den Krankheitsverlauf für alle ungünstig beeinflussen können. Wichtig sind auch Bezugspersonen in der eigenen Familie oder Freunde, die unterstützend zur Seite stehen.

CRPS in der Schwangerschaft

CRPS kann auch in der Schwangerschaft auftreten. Zunächst stellt sich in diesem Zusammenhang die Frage, inwieweit das ungeborene Kind durch die Erkrankung in Mitleidenschaft gezogen werden kann. Bezogen auf die Vererbbarkeit wird nach bisherigem Wissensstand davon ausgegangen, dass diese nicht vorliegt. Wichtiger erscheint hier vielmehr die Therapie zu sein, die nun mit besonderer Sorgfalt festgelegt werden muss.

Die große Herausforderung besteht darin, festzulegen, welche Therapien durchgeführt werden können, ohne dass das ungeborene Kind Gefahren ausgesetzt wird. Insbesondere betrifft dies Medikamente, die in dieser Situation nur mit extremer Sorgfalt verordnet werden sollten. In der englischen Sprache wird ein derartiger Umstand so beschrieben: „Dies ist ein Thema, über das man am liebsten nicht nachdenken möchte, ähnlich so, als stände ein Elefant im Porzellangeschäft, über den aber niemand sprechen möchte."
Man könnte es kaum treffender ausdrücken.

Spätestens seit den fatalen Contergan-Vorkommnissen vor 50 Jahren ist das Thema „Schwangerschaft und Medikamente" mit vielen Ängsten, Unsicherheiten und vielleicht auch ein bisschen zu viel Vorsicht verbunden.

Wird bei schwangeren Frauen CRPS diagnostiziert, so erfolgen die Medikation sowie die weiteren in Frage kommenden Therapieverfahren nach einer Risiko/Nutzen-Abwägung. Es dürfen keine Medikamente zum Einsatz kommen, die das ungeborene Kind schädigen könnten oder den Schwangerschafts-verlauf ungünstig beeinflussen. Auch sind nicht alle weiteren Therapieformen, die sonst bei Morbus Sudeck angewendet werden, in der Schwangerschaft möglich. Als am sichersten gelten in diesem Zusammenhang Behandlungs-methoden, die keine Medikamenteneinnahme erfordern. Hier ist es enorm wichtig, gemeinsam mit Arzt und Therapeut die geeigneten Maßnahmen auszuwählen, die weder Mutter noch Kind belasten.

So wie die Therapie, so kann auch die Auswahl der Diagnoseverfahren für CRPS bei Schwangeren eingeschränkt sein. Röntgen-Aufnahmen und die 3-Phasenskelettzintigraphie obliegen einer genauen Abwägung. Besonders die Phase zwischen der zweiten bis fünfzehnten Schwangerschaftswoche wird als kritisch betrachtet, da sich hier die Organe des Kindes herausbilden und eine Röntgenstrahlung zu Missbildungen oder Schädigungen führen kann.

Es kommt jedoch auch darauf an, welche Bereiche des Körpers geröntgt werden sollen. Röntgenaufnahmen an Fuß, Hand, Arm oder Knie sind durch die verminderte Strahlenbelastung auch in einer Frühschwangerschaft möglich, allerdings sollte eine zwingende Indikation für dieses Diagnoseverfahren vorliegen. Hier muss der Arzt genau abwägen. Problematisch kann es werden, wenn die Frau nicht weiß, dass sie schwanger ist. Bei Unsicherheit sollte hier zunächst ein Frauenarzt zur Abklärung hinzugezogen werden.

Bei der Diagnostik sollte es auch darum gehen, eine Abgrenzung zu einem Ödem durchzuführen. Ödeme sind in der Schwangerschaft keine Seltenheit. Dabei handelt es sich um Wassereinlagerungen im Gewebe, die Schwellungen in den betroffenen Körperregionen mit sich bringen. Auch bei Morbus Sudeck kommt es in Folge der Entzündungsreaktion zu Ödemen in der betroffenen Extremität.

Veränderungen im Hormonhaushalt der schwangeren Frauen sind die Haupt-ursache für die Bildung von Ödemen. Sie treten vor allen Dingen an Beinen, Füßen, Händen und auch im Gesicht auf, wobei diese Ödeme allerdings eher ein ästhetisches Problem sind und nicht Schmerzen und Symptome des Morbus Sudeck mit sich bringen. Nach der Entbindung verschwinden die Ödeme relativ schnell wieder. In jedem Fall sind Ödeme in der Schwanger-schaft eine Angelegenheit für den Arzt. Er kann abklären, ob es sich um ein typisches Schwangerschafts-Ödem handelt oder ob andere Ursachen wie z. B. CRPS dahinter stecken.

Sollte sich tatsächlich CRPS als Erkrankung bewahrheiten, kann es zu einer Doppelbelastung der Schwangeren kommen, da sie nicht nur die ganz „normalen" Belastungen und Einschränkungen zu meistern hat, die eine Schwangerschaft mit sich bringt, sondern auch CRPS-bedingte Herausforderungen, die zusätzliche Bewegungseinschränkungen und Schmerzen bedeuten.

Auch die psychische Komponente darf in diesem Kontext nicht außer Acht gelassen werden, die durch diese starke Beanspruchung bei der Schwangeren strapaziert wird. Die frühzeitige psychologische Betreuung, sowie ein intaktes Umfeld, sind von großer Bedeutung, damit diese Phase so gut wie möglich überstanden wird.

Lebenspartner und Angehörige sollten sich mit der Krankheit vertraut machen, um der schwangeren Frau eine wertvolle Unterstützung zu sein. Dazu bedarf es auch Geduld, Einfühlungsvermögen und der richtigen Methodik, um mit schwierigen, launischen und vielleicht auch depressiv-aggressiven Phasen umzugehen.

Erfahrungsbericht von Birgit

Bis zu meinem folgenschweren Unfall im Jahre 2010 hatte ich ein glückliches und relativ unbeschwertes Leben. Ich arbeitete an der Kasse in einem großen Lebensmittelmarkt, verdiente nicht schlecht und auch privat lief alles super.

Mein Mann und ich waren (und sind es immer noch) glückliche Eltern einer 4-jährigen Tochter namens Emily, und wir hatten gerade unser neues Haus bezogen, das wir mit viel Eigenleistung liebevoll renoviert hatten. Doch dass man das alltägliche Glück und die eigene Gesundheit niemals als selbstverständlich betrachten darf, musste ich kurze Zeit später am eigenen Leibe leidvoll erfahren.

Ich weiß es noch, als wäre es erst gestern gewesen; wie ich während der Arbeit im Markt kurz vor der Mittagspause noch schnell ein paar neue Preisausweisungen an die Wand kleben wollte. Da es nur noch 3 Minuten bis zur Pause waren und ich keine Zeit verlieren wollte, stieg ich leichtsinnigerweise auf eine der Kühltruhen, um oben anzukommen. Normalerweise benutzte ich dafür immer die Leiter, doch heute wollte ich schneller sein. Eine fatale Fehlentscheidung, die mein Leben bis zum heutigen Tage verändern sollte. Denn beim Betreten der Scheibe gab selbige meinem Gewicht nach und zerbrach, sodass ich in die Truhe direkt in die Lebensmittel fiel. Ich holte mir nicht nur etliche Schnittwunden an den Armen und im Gesicht, sondern brach mir auch noch das Handgelenk.

Meine Hand war unmittelbar danach stark geschwollen, rotblau verfärbt, sehr schmerzhaft und extrem schmerzempfindlich. Wie Ihr Euch sicherlich vorstellen könnt, war ich sehr beunruhigt, doch von dem Chirurgen, der mich operiert hatte, bekam ich nur sehr ungenaue Antworten auf meine Fragen nach der Ursache dieser Schmerzen.

Eine ganze Weile haben die Ärzte nach dem Anschwellen meiner Hand herumgedoktort; bis man mir die Diagnose „CRPS" mitteilte. Die medikamentöse Behandlung brachte nur bedingt Besserung, daher versuchte ich es zusätzlich mit Wickeln. Zumindest hatte ich den Eindruck, dass es helfen würde. Doch die Schmerzen wurden im Laufe der Zeit immer unerträglicher....ich hatte das Gefühl, als verbrenne meine Hand von innen. Es war wirklich zum Verrücktwerden und besonders schlimm waren die Nächte, in denen ich vor Schmerz kaum Ruhe fand.

Meine Ärztin überwies mich dann auch umgehend in die Schmerzabteilung der Rheumaklinik. Dort wurde ich sofort stationär aufgenommen, bekam einen „plexus axillaris" (das ist ein Schmerzkatheter unter der Achsel) für mehrere Tage, dazu starke Schmerzmittel sowie ein Mittel gegen die Berührungsschmerzen, Lymphdrainage und Ergotherapie. Doch das Resultat entschädigte den Aufwand nur ansatzweise, denn der Erfolg war sehr bescheiden. Ich war echt verzweifelt....was wäre, wenn mir wirklich niemand mehr helfen könnte? Jetzt werd bloß nicht noch depressiv, Birgit, sagte ich zu mir...Kopf hoch.

Auch an Arbeit war in keinster Weise mehr zu denken, und die Schmerzen zogen inzwischen über den Arm bis hoch zur Schulter, ganz zu schweigen von der Tatsache, dass ich manchmal wie betrunken war durch die starken Medikamente. Es war einfach unerträglich, ein Jahr später habe ich gekündigt, und bin bis heute nicht in der Lage, meinen alten Beruf auszuüben. Mein Mann und ich mussten jeden Cent zweimal umdrehen, irgendwann sind uns die Raten für den Hauskauf über den Kopf gewachsen und wir haben verkauft. Das tat schon weh, aber im Vergleich zu meinen körperlichen Schmerzen war der Umzug in eine Wohnung wirklich noch das kleinste Übel.

Fast täglich googlete ich mich durchs Netz, immer auf der Suche nach neuen Möglichkeiten, meine Beschwerden zu lindern. So fand ich irgendwann das Buch von Frau Nesterenko "Schnelle Hilfe bei CRPS - Der laienverständliche Ratgeber für Morbus-Sudeck-Betroffene".

Ich war inzwischen so weit, dass ich fast alle Hoffnung aufgegeben hatte und vertraute auch meinen Therapeuten immer weniger, denn mein desolater Gesundheitszustand sprach eine eigene Sprache und so dachte ich: Was kannst Du schon verlieren? Mit Spannung erwartete ich also dieses Buch in der vagen Hoffnung, vielleicht den einen oder anderen Hinweis zu bekommen, wieder zu mehr alter Lebensqualität zurückzufinden.

Beim Lesen des Buches wurde mir sofort klar, dass ich hier endlich das Hintergrundwissen bekam, das ich schon längst benötigt hätte. Nicht nur, dass mir viele bis dato unbekannte Fakten zu meiner Sudeck-Erkrankung bekannt wurden; auch viele naturheilkundliche Aspekte ergaben für mich Sinn, da ich sofort nach der eigenständigen Anwendung zuhause spürbare Linderung erfuhr.

Leider waren diese nur von kurzer Dauer, aber für einige Stunden ging es mir wirklich gut, sodass ich diese jedem Betroffenen empfehlen möchte. Anlass meines Schreibens war jedoch die Tatsache, dass ich endlich an erfahrene CRPS-Spezialisten herangeführt wurde, deren Therapien bemerkenswerte Erfolge bei mir verzeichnen konnten und die im Buch in wirklich laienverständlicher Sprache erläutert werden.

Es gibt zwar - wie Euch bekannt sein dürfte - keine vollständige Heilung dieser Krankheit, aber der nun erreichte Grad der Heilung ist bei mir so gut, dass ich jetzt zu 95 Prozent schmerzfrei und ohne Schwellung der Hand leben kann. Für Ihre tolle Arbeit möchte ich Ihnen, liebe Frau Nesterenko, auf diesem Wege herzlich danken.

Ihre Birgit Puy

Fazit

Spätestens nach der Lektüre dieses Buches wird jedem Menschen klar sein, dass es sich beim CRPS um eine wirklich schreckliche Schmerzerkrankung handelt. Viele Patienten werden durch diese chronische Erkrankung in eine Situation hinein katapultiert, wie man sie nicht mal seinem ärgsten Feind wünschen mag. Die Schmerzen nehmen eine so unvorstellbare Dimension an, dass man das Gefühl hat, allein an den Schmerzen sterben zu können. Ja, wer von sehr starken CRPS-Schmerzen betroffen ist, hat einen kaum beschreibbaren Leidensdruck. Dabei sind die Schmerzen in ihrer Stärke sogar denen von Krebspatienten noch deutlich überlegen, was man sich als Laie kaum vorstellen mag.

Die Schmerzen sind das zentrale Thema bei den meisten CRPS-Patienten. Sie bestimmen den Tagesablauf und den ganzen Rest, der vom Leben noch übrig geblieben ist. Alles erscheint fremdbestimmt. In schlimmen Phasen verlässt man das Haus nur noch in absoluten Ausnahmefällen, wie etwa dass man Ärzte, Physiotherapeuten, Gutachter, Krankenkassen oder andere Institutionen aufsuchen muss, bei denen man sich nicht vertreten lassen kann und ein persönliches Erscheinen unvermeidbar ist.

Das bisherige Leben – das gibt es nicht mehr. Viele gewohnte und liebgewonnene Dinge – sie sind nicht mehr möglich. Der Schmerz regiert die eigene Welt und quält schon ohne die kleinste Bewegung. Sogar die geringste Berührung, schon das Streicheln mit einem Wattebausch oder einer Feder, kann unerträglich sein.

Als wäre dies noch nicht schlimm genug, kommen häufig beträchtliche körperliche Einschränkungen hinzu. Ist die Hand betroffen, sind die einfachsten Erledigungen nicht mehr möglich. Jeder Handgriff wird zur Tortur, tut höllisch weh oder ist gar nicht erst möglich.

Nicht wesentlich besser ist es, wenn zwar die Hände gesund sind, aber die Füße betroffen sind. Der Fuß ist einschließlich des Unterschenkels dick angeschwollen. Jeder einzelne Schritt jagt einem messerscharfe Schmerzen ins Gedächtnis, das Abrollen des Fußes ist nicht mehr möglich, und weil sowieso kein Schuh mehr passt, beschränkt man sich nur noch auf die allernötigsten Schritte, die man in seinen vier Wänden nicht komplett vermeiden kann. Die Welt, der ganze Bewegungsradius, wird mit jedem Tag kleiner und kleiner.

Sind anfangs noch viele Freunde da, die einem Trost und Zuversicht spenden, wird diese Schar im Laufe der Zeit immer übersichtlicher. Und irgendwann wird es ruhig. Mit jedem Tag mehr, den diese verdammte Krankheit ausmacht. Auf der einen Seite sehr traurig, weil man unter der zunehmenden

Vereinsamung leidet, aber auf der anderen Seite auch eine Befreiung, denn nicht jeder Mitmensch bringt wirklich Verständnis für die Erkrankung auf.

Am Ende ist man sogar froh, wenn der eine oder andere Besuch schnell wieder aus dem eigenen Wohnzimmer verschwindet. Es ist schließlich anstrengend, sich ständig rechtfertigen zu müssen. Besonders wenn da manche Aussage sehr klar formuliert wird und man sich als Simulant dahingestellt sieht. Ein zusätzlicher Druck, den man ertragen muss, und der auf seine Art und Weise auch Schmerzen auslöst, aber wohl hauptsächlich auf der Seele.

Ja, dieser ständige Druck, sich rechtfertigen zu müssen, kann zu einer zusätzlichen großen Belastung werden. Und um sich nicht unnötig oft derart unliebsamen Situationen auszusetzen, sich abermals mit unqualifizierten Meinungen zu konfrontieren, zieht man sich immer mehr von seinen Mitmenschen zurück.

Ja, es ist ein großes Problem vieler CRPS-Patienten, dass diese Erkrankung gar nicht oder nur kaum sichtbar ist. Nicht nur viele Familienmitglieder und Freunde, sondern leider auch zahlreiche Ärzte, Gutachter, Sozialgerichte und viele andere, die es eigentlich besser wissen sollten, verkennen diese Krankheit völlig. CRPS wird allzu oft verharmlost und nicht ernst genommen, mit fatalen Auswirkungen für die betroffenen Patienten.

Besonders wenn es um die „offizielle" Anerkennung dieser schlimmen Erkrankung geht, erleben viele von ihnen einen regelrechten und unwürdigen Spießrutenlauf. So müssen sie einerseits nicht nur Tag für Tag um ihre Gesundheit kämpfen, sondern zusätzlich auch noch um eine adäquate Anerkennung bei den Sozialversicherungen. Besonders fatal ist die Situation, wenn es um die Anerkennung des Grades der Behinderung und um die Bewilligung einer Erwerbsunfähigkeitsrente geht. Die Wahrscheinlichkeit, an einen CRPS-unerfahrenen Gutachter zu geraten, dürfte wesentlich größer sein, als dass man bei einem landet, der tatsächlich die Erkrankung realistisch einschätzen kann.

Dabei ist bei vielen Betroffenen schon der Beginn der Erkrankung äußerst bezeichnend, denn er ist in der Regel genauso durch Fehleinschätzungen und einen Spießrutenlauf geprägt wie der weitere Krankheitsverlauf, wenn es dort um die „offizielle" Anerkennung geht.

Fehlende bzw. sehr spät getroffene Diagnosen zu Beginn der Erkrankung können sehr fatale Folgen für die betroffenen Patienten bedeuten. Die Heilungsaussichten schwinden mit jedem weiteren Tag, hingegen wächst das Risiko, dass eine Beeinträchtigung des erkrankten Körperteils zu irreversiblen Schäden führt. Es besteht kein Zweifel daran, dass eine frühzeitige und umfangreiche Therapie die Erfolgsaussichten auf eine vollständige Heilung deutlich verbessern. Dennoch werden zum Leidwesen vieler Patienten die Behandlungen viel zu häufig vorzeitig für beendet erklärt, beziehungsweise eine weitere Kostenübernahme seitens der Krankenkassen verweigert.

Begründet wird dies nicht selten mit der Argumentation, dass es sich bei Morbus Sudeck um eine sich selbst limitierende Erkrankung handele. Wer sich mit Morbus Sudeck auskennt, weiß, wie unzutreffend diese Fehleinschätzung ist.

Die Folgen lassen nicht lange auf sich warten, denn Erfahrungen zeigen, dass die entsprechend untertherapierten Patienten langfristig mit deutlichen Einschränkungen der betroffenen Gliedmaße aufwarten. Diese zeigen sich sogar noch Jahre nach dem Krankheitsbeginn durch anhaltende starke Schmerzen und/ oder durch bleibende Funktionsstörungen.

Es ist keine Frage – an CRPS zu erkranken, ist in vielerlei Hinsicht eine ziemliche Tragödie. Es bleibt zu wünschen, dass sich zum Wohle der betroffenen Patienten zukünftig viele Umstände verbessern werden. Denn so wie es momentan ist, kann die Gesamtsituation nur als völlig unbefriedigend bezeichnet werden.

Adressen Schmerzkliniken

Universitätsklinikum der Universität zu Lübeck
Klinik für Anästhesiologie
Schmerzambulanz
Dr.med. Martin Lindig
Ratzeburger Allee 160
23562 Lübeck

Telefon: 0451 - 500- 3286

Website: www.anae.uni-luebeck.de

Neurologisch-verhaltensmedizinische Schmerzklinik Kiel
Heikendorfer Weg 9-27
24149 Kiel

Telefon: 0431-20099-0

E-Mail: kiel@schmerzklinik.de
Website: www.schmerzklinik.de

Rotes Kreuz Krankenhaus
Klinik für Anästhesie, Intensivmedizin und Schmerztherapie
St.-Pauli-Deich 24
28199 Bremen

Schmerztherapie –Telefon: 0421/55 99 277
Schmerzambulanz – Telefon: 0421/55 99 375

Website: www.roteskreuzkrankenhaus.de

Klinik Hoher Meissner
Reha-Klinik, Anschlussrehabilitation
Fachklinik für Physikalisch-Rehabilitative Medizin und Schmerzbehandlung
Hardtstraße 36
37242 Bad Sooden-Allendorf

Telefon: 0 56 52 / 55 - 0

Email: info@reha-klinik.de
Website: www.reha-klinik.de

Klinik für Schmerztherapie – Krankenhaus St. Josef
Dr.med.Thomas Cegla
Bergstr.6-12
42105 Wuppertal

Telefon: 0202 / 4852601

Website: www.krankenhaus-st-josef-wuppertal.de

Deutsches Kinderschmerzzentrum
Prof. Dr. Boris Zernikow
Vestische Kinder- und Jugendklinik Datteln
Universität Witten/Herdecke
Dr.-Friedrich-Steiner-Str. 5
45711 Datteln

Telefon Schmerzambulanz: 02363 / 975-180

Website: www.deutsches-kinderschmerzzentrum.de

BGU Berufsgenossenschaftliche Unfallklinik Duisburg
Sprechstunde Schmerzmedizin
Prof. Dr. med. Christoph Maier
Großenbaumer Allee 250
47249 Duisburg

Telefon: 0203 / 7688 - 3471

E-Mail: schmerzmedizin@bgu-duisburg.de
Website: www.bgu-duisburg.de

DRK Schmerz-Zentrum Mainz
Auf der Steig 16
55131 Mainz

Telefon: 06131-988-0

Email: patinfo@drk-schmerz-zentrum.de
Website: www.drk-schmerz-zentrum.de

Schmerzzentrum Frankfurt
Roßmarkt 23
60311 Frankfurt
Telefon: 069 - 299880-0

Website: www.schmerzzentrum-frankfurt.de

Berufsgenossenschaftliche Unfallklinik Frankfurt am Main
Friedberger Landstraße 430
60389 Frankfurt am Main

Telefon: 069 / 475-0

E-mail: info@bgu-frankfurt.de
Website: www.bgu-frankfurt.de

Vulpius Klinik GmbH
Vulpiusstraße 29
74906 Bad Rappenau

Telefon: 0 72 64 / 60 0

Website: www.vulpiusklinik.de

Krankenhaus Wangen
Regionales Schmerzzentrum
Chefarzt Dr. Kossmann
Am Engelberg 29
88239 Wangen im Allgäu

Telefon: 07522 96-1376

Website: www.wangen.oberschwabenklinik.de

Neurologische Klinik mit Poliklinik
der Universität Erlangen-Nürnberg
CRPS-Sprechstunde
Universitätsstraße 17
91054 Erlangen

Dr.med. C.Maihöfner
Dr.med. A.Bickel

Terminvereinbarung: Tel. 09131 / 85-22498

Website: www.neurologie.uk-erlangen.de/

Gemeinschaftspraxis für Spezielle Schmerztherapie
Dr. Univ. Padua Martin Krumbeck
Dr. med. Erwin Boss

Im Gebäude der Schmerzklinik
Schönbornstr. 10
97980 Bad Mergentheim

Telefon: 07931 549351

E-Mail: info@schmerzpraxis.eu
Website: www.schmerzpraxis.eu

Schmerzklinik am Arkauwald
Bad Mergentheim
Bismarckstr. 52
97980 Bad Mergentheim

Telefon: 07931 545-0

Website: www.schmerz.com

Weitere Adressen erhalten Sie hier:

Deutsche Gesellschaft für Schmerztherapie e.V.
Adenauerallee 18
61440 Oberursel
Telefon: 06171-28 6000

Email: info@dgschmerztherapie.de
Website: www.dgschmerztherapie.de

Hinweise für den Leser